I0868422

Maren Lach

Pflegekräfte über 50. Demografie-Management im Krankenhaus

Bibliografische Information der Deutschen Nationalbibliothek:

Die Deutsche Nationalbibliothek verzeichnet diese Publikation in der Deutschen Nationalbibliografie; detaillierte bibliografische Daten sind im Internet über http://dnb.d-nb.de abrufbar.

Impressum:

Ein Imprint der Open Publishing GmbH

Druck und Bindung: Books on Demand GmbH, Norderstedt, Germany

Covergestaltung: Open Publishing GmbH

Inhaltsverzeichnis

Abkürzungsverzeichnis

AG	Arbeitsgruppe
ArbZ	Arbeitszeit
BR	Betriebsrat
FB	Fortbildung
GF	Geschäftsführer
INQA	Initiative Neue Qualität der Arbeit
KHL	Krankenhausleitung
MA	Mitarbeiter
OP	Operationsabteilung
PC	Personal Computer
PDL	Pflegedienstleitung
QM	Qualitätsmanagement
QZ	Qualitätszirkel
VK	Vollkraft (= Beschäftigte in Vollzeit)
ZA	Zentrale Aufnahme

Abbildungsverzeichnis

Tabellenverzeichnis

1 Einleitung

Die Bevölkerung in Deutschland wird immer älter. Der Anteil älterer Beschäftigter wird auch in den nächsten Jahren weiter steigen. Die Betriebe sollten sich aus diesem Grunde frühzeitig Gedanken machen, wie sie den kommenden Herausforderungen gerecht werden.

Durch die Verschiebungen in der Altersstruktur der Belegschaft lernen viele Unternehmen zunehmend die Qualitäten erfahrener Mitarbeiter zu schätzen. Ältere Mitarbeiter sind anders leistungsfähig. Sie verfügen über Eigenschaften, die ebenso wertvoll sind, wie die vermeintliche höhere Leistungsfähigkeit und Belastbarkeit jüngerer Arbeitnehmer. Diese besonderen Fähigkeiten älterer Mitarbeiter sind von Führungskräften zu erkennen, zu fördern, zu erhalten und richtig einzusetzen. Dies ist nicht nur sinnvoll für die Arbeitgeber, sondern auch im Interesse der älteren Mitarbeiter selbst.

Der demografische Wandel hat auch Einzug ins Krankenhaus gehalten und an Bedeutung gewonnen. Das Durchschnittsalter der beschäftigten Pflegekräfte auf den Stationen und in den Fachabteilungen steigt. Ein Ergebnis ist eine steigende Altersdiversität mit einer Generationenvielfalt im gesamten Krankenhausbetrieb. Aus diesem Grunde ist ein erfolgreiches Demografiemanagement gefragt.

Die vorliegende Arbeit hat sich das Ziel gesetzt, die Wünsche und Bedürfnisse der über 50-jährigen Pflegekräfte zu ermitteln und im weiteren Verlauf Handlungsempfehlungen für das Management heraus zu arbeiten.

Im ersten Teil der Arbeit werden ausführlich die Vorteile der älteren Beschäftigten über 50 Jahre aufgezeigt. Dies geschieht unter zur Hilfenahme umfangreicher Literaturquellen. Weiter wird das Verhalten dieser Beschäftigtengruppe im Arbeitsbereich beleuchtet. Es werden einige Trends in der Entwicklung benannt und auf die existierenden Vorurteile der jüngeren Kollegen gegenüber den älteren Mitarbeitern wird kurz eingegangen.

Im zweiten Teil der Arbeit, dem empirischen Teil, wird das methodische Vorgehen zur durchgeführten Studie beschrieben. Um die Thematik älterer Pflegepersonen mit Einsatz im Klinikbereich zu untersuchen wurden ältere Mitarbeiter einer Klinik in Schleswig-Holstein mit einem standardisierten Interviewleitfaden als Erhebungsinstrument zu ihrer Arbeitssituation und ihren Befindlichkeiten und individuellen Wünschen befragt. Im weiteren Verlauf der Arbeit werden u.a. Informationen über die Einrichtung, in der die Befragung stattfand, und zur Untersuchungspopulation gegeben. Anschließend wird das standardisierte Erhebungsinstrument vorgestellt und die Entwicklungsschritte desselben beschrieben. Die gewählte Auswertungsmethode der Studie ist deskriptiv. Dafür wurden Transkripte angefertigt, die als Anlage beigefügt wurden.

Abschließend werden die Ergebnisse der durchgeführten Interviews in einer Kurzform zusammengefasst, interpretiert und diskutiert. Zur erleichternden besseren Auswertung wurden dafür die Ergebnisse der Befragung in einer Tabelle in Hauptkategorien und Unterkategorien strukturiert, visuell aufgearbeitet und analysiert.

Im abschließenden Teil der Arbeit werden Empfehlungen für das Management herausgearbeitet. Dabei werden konkret vier verschiedene Handlungsfelder benannt, auf die Führungskräfte im Krankenhaus besonders achten und tätig werden sollten. Eingegangen wird besonders auf die Arbeitszeitgestaltung, dem Gesundheitsmanagement, auf den Bereich der Qualifikation und Weiterbildung und es werden Maßnahmen beschrieben, wie das über Jahre generierte Erfahrungswissen weitergegeben und im Betrieb gehalten werden kann.

Ein sich anschließender Ausblick auf die Zukunft lässt Schlüsse zu, wie es im Klinikalltag gelingen kann, dass ältere pflegerische Mitarbeiter bis zum Rentenalter im Pflegeberuf erwerbstätig bleiben können. Der Fokus liegt auf der Beschreibung von guten Arbeitsbedingungen, die geschaffen werden müssen, damit ältere Beschäftigte leistungsfähig und länger im Beruf tätig bleiben.

Eine abschließende Zusammenfassung der Ergebnisse der Studie findet in einer Schlussfolgerung Beachtung.

2 Ausgangssituation und aktueller Bezug

Die zu erwartende demografische Entwicklung im Bereich der Mitarbeiterschaft wird für alle Krankenhäuser große Auswirkungen haben. Theoretisch ist längst klar, dass Pflegekräfte länger im Beruf gehalten werden müssen, um den demografischen Wandel bewältigen zu können. In der Praxis sind ältere Pflegekräfte jedoch vielen Vorurteilen ausgesetzt. Diese Vorurteile laufen darauf hinaus, dass ältere Beschäftigte angeblich weniger leistungsfähig sind und mit den jüngeren Kollegen nicht mithalten können. Das ist jedoch erwiesenermaßen nicht richtig. Arbeitgeber sollten sich der Verschiebung in der Altersstruktur der Mitarbeiter stellen, sich rechtzeitig Gedanken machen, wie sie die Qualitäten älterer, erfahrener Mitarbeiter im Unternehmen einbinden und fördern können und wie sie den kommenden Herausforderungen gerecht werden.

Das statistische Bundesamt hat zu diesem Thema bereits des öfteren Daten erhoben. Die folgende Abbildung zeigt, dass bereits in den Jahren 2000 bis 2009 ein Anstieg der über 50-jährigen Gesundheits- und Krankenpfleger von ca. 95.000 auf 178.000 Personen zu verzeichnen ist. Das ist ein Zuwachs von 25%.

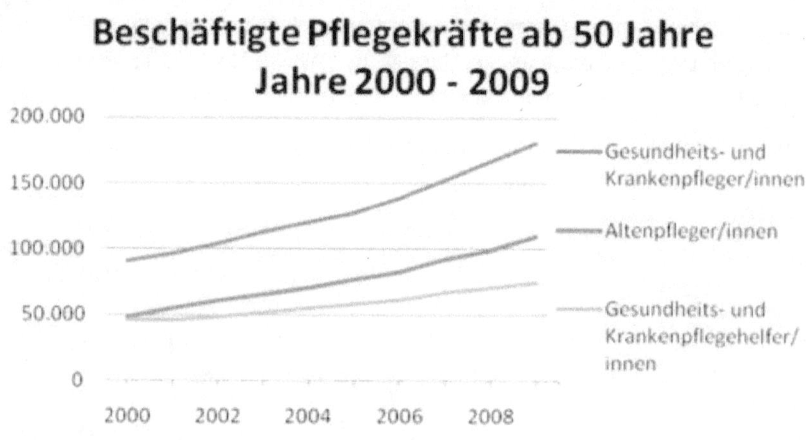

Abbildung 1: Beschäftigte Pflegepersonen über 50
Quelle: Statistisches Bundesamt 2016

Bezüglich der Altersstruktur der Pflegenden wird die Entwicklung noch deutlicher. Das statistische Bundesamt legt Zahlen vor, dass bereits im Jahre 2014 die stärkste Altersgruppe die der Pflegekräfte über 50-Jähringen ist, nämlich 27%.

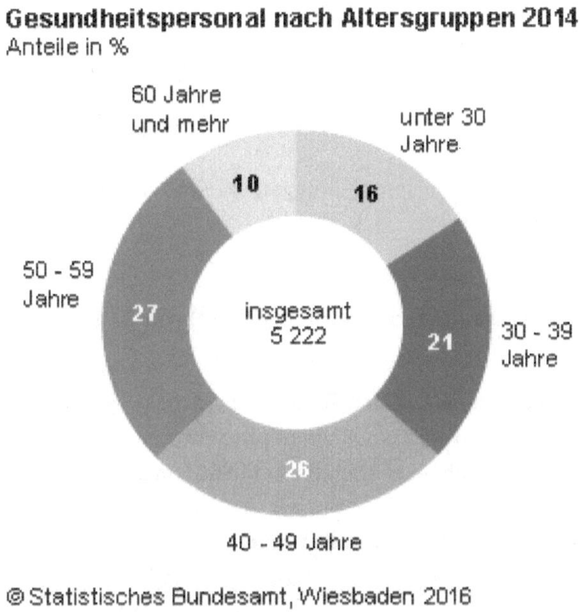

Abbildung 2: Gesundheitspersonal nach Altersgruppen
Quelle: Statistisches Bundesamt 2016

Dieser Trend wird in den kommenden Jahren noch stark zunehmen. Somit ist das Interesse der Führungskräfte geweckt, Ideen zu finden, um für den Trend vorbereitet zu sein. Der Bedarf an der Entwicklung von zukunftsträchtigen Handlungsstrategien ist da.

2.1 Formulierung der Forschungsfrage

Wahrnehmungen können recht verschieden sein und werden unterschiedlich interpretiert. Doch wie sehen sich ältere Mitarbeiter selbst? Wie reflektieren sie ihre eigenen Fähigkeiten? Und welche Anforderungen stellen ältere Beschäftigte an einen attraktiven Arbeitsplatz, bei dem sie leistungsfähig und erwerbstätig bis zum Rentenalter bleiben können?

Die Forschungsfragen dieser Arbeit lauten:

- Welche Wünsche und Bedürfnisse haben über 50-jährige Mitarbeiter in der Pflege?

und

- Welche konkreten Handlungsempfehlungen ergeben sich daraus für das Management?

Eine Antwort auf diese Fragen liefert die vorliegende Arbeit in deren Verlauf die Ergebnisse diskutiert, bewertet und eingeordnet werden.

Aus Gründen der besseren Lesbarkeit und Textverständlichkeit wird auf die gleichzeitige Verwendung männlicher und weiblicher Sprachformen verzichtet. Alle Personenbezeichnungen gelten gleichermaßen für beide Geschlechter.

2.2 Problemstellung und Zielsetzung der Arbeit

Um sich diesen Herausforderungen stellen zu können, müssen die mit dem Alter einhergehenden Veränderungen bekannt sein. Dies bezieht sich zum einen auf die körperlichen Beeinträchtigungen und Veränderungen bei Mitarbeitern über 50 Jahre. Zum anderen muss Kenntnis über das Verhalten Älterer am Arbeitsplatz bestehen.

Ältere Mitarbeiter haben bestimmte Einstellungen und Wertehaltungen, die einen durchaus positiven Einfluss auf die gemeinsame Zusammenarbeit mit allen Mitarbeitern und mit Führungskräften haben können.

Es gibt zudem Einflussfaktoren die auf das Image der älteren Beschäftigten einwirken. Meist sind es prognostizierte Vorurteile der meist jüngeren Kollegen. Doch sind Mitarbeiter über 50 tatsächlich weniger belastbar? Sind sie häufiger krank als andere? Und zeigen sie keine Veränderungsbereitschaft, z.B. bei Neuorganisationen und Umstrukturierungen?

Die Kenntnis über die Meinungsbilder ist wichtig, um Vorurteile abbauen zu können und eine konstruktive, sich gegenseitig befruchtende Zusammenarbeit älterer und jüngerer Teammitglieder zu ermöglichen.

3 Wichtige Merkmale der älteren Beschäftigten

In diesem Kapitel werden die wichtigsten Merkmale von Mitarbeitern über 50 Jahre beschrieben. Dabei wird der Frage nachgegangen: Was zeichnet eine Pflegekraft über 50 aus? Welche Unterscheidungsmerkmale gibt es im Vergleich zu jungen Mitarbeitern? Ziel ist es, die Wahrnehmung in Bezug auf die veränderte Altersstruktur in der Mitarbeiterschaft zu schärfen, die wichtigsten Merkmale der über 50-Jährigen zu identifizieren und einen Überblick über die prägnantesten Eigenschaften der älteren Beschäftigten zu erhalten.

3.1 Veränderungen bei Mitarbeitern über 50

Bei der Erörterung der Veränderungen werden viele Merkmale und Eigenschaften beschrieben. Dazu zählen die sich bemerkbar machenden körperlichen Beeinträchtigungen und eingeschränkten Fertigkeiten, Merkmale der unterschiedlichen Einstellung und der inneren Haltung, sowie ein verändertes Lernverhalten. Diese Aspekte werden in den folgenden Textabschnitten genauer beschrieben.

3.1.1 Körperliche Beeinträchtigungen

Bei den älteren Beschäftigten kann es zu Verlusten der körperlichen Eigenschaften kommen. Zum einen ist eine abnehmende Vitalkapazität festzustellen, die sich in Störungen des Kreislaufsystems äußern kann. Die kardiopulmonale Leistungsfähigkeit sinkt, was dazu führt, dass der Mitarbeiter nicht mehr in der Lage ist, dauerhafte Maximalleistungen zu erbringen. Auch haben ältere Personen häufig eine Neigung zu Bluthochdruck, so dass eine hohe Stressbelastung sich nachteilig auf den Gesundheitszustand auswirken kann (vgl. Fleck 2010:2).

Degenerative Skeletterkrankungen und das Abnehmen der Muskelmasse führen häufig zu Einschränkungen in der Mobilität. Bei älteren Personen ist zudem eine Abnahme von Kraft und Beweglichkeit zu vermerken. Dies kann bei pflegerischen Tätigkeiten mit direktem Patientenkontakt, z.B. bei der Mobilisation von Patienten, zu Einschränkungen führen (vgl. Pack et al. 2000:14f).

Eine eingeschränkte Beweglichkeit der Gelenke und eine erhöhte Häufigkeit von Lendenwirbelsäulen- und Schulterbeschwerden sorgen ebenfalls zu Problemen in der direkten allgemeinen Patientenpflege (vgl. Schulz/Löhr 2008:662).

Mitunter kommt es bei älteren Beschäftigten auch zum Verlust der sensorischen Fähigkeiten. So leiden ältere Mitarbeiter manchmal unter Hörverlusten und einer Verringerung der Akkomodationsfähigkeit des Auges. Bei Letzterem ist das Sehen beeinträchtigt. Dies hat zur Folge, dass sich die Person nicht mehr schnell auf Licht oder große Helligkeiten einstellen kann, wie es z.B. bei Tätigkeiten im Operationssaal notwendig ist (vgl. Girbig/John/Bauer 2010:12).

Schluss betrachtend sollte jedoch darauf hingewiesen werden, dass trotz der vielen körperlichen Beeinträchtigungen, die älteren Mitarbeiter eher bereit sind an Maßnahmen der gesundheitlichen Prävention teilzunehmen, als Jüngere (vgl. Urban 2015:1f).

3.1.2 Einstellungen

Im Bereich der Denkweise und inneren Einstellung der älteren Mitarbeiter wird in der Literatur beschrieben, dass diese häufig eine stärkere Identifikation mit dem Arbeitgeber aufweisen. Sie vermeiden negative Statements in den Sozialen Medien und reden in der Öffentlichkeit positiv über ihren Arbeitgeber (vgl. Urban 2015:1f). Dieses positive Auftreten kann ein wichtiger Beitrag im Rahmen der Personalakquise sein.

Maßnahmen zur Personalbindung, die der Arbeitgeber unternimmt, werden von älteren Mitarbeitern besser wahrgenommen, als dass es der Fall bei jüngeren Beschäftigten ist (vgl. Bräutigam/Scharfenorth 2011:301).

Auch neigen ältere Beschäftigte weniger zum Arbeitsplatzwechsel und schätzen eine gute Arbeitsplatzsicherheit. Diese Einstellung sorgt für eine Stabilität in der Stellenbesetzungssituation (vgl. Beurer 2010:150).

Ältere Beschäftigte haben zudem ein hohes Pflicht- und Verantwortungsbewusstsein. Ihre Arbeitsweise wirkt konstant und dabei wird der Gesamtüberblick über Arbeitsabläufe und Organisation beibehalten (vgl. Kromark 2010:3).

3.1.3 Wertehaltungen

Die Pflege der ihnen anvertrauten Patienten liegt älteren Pflegekräften sehr am Herzen. Sie sehen sich eher in der direkten Pflege am Bett arbeiten als im Sta-tionsdienstzimmer die administrativen Tätigkeiten und die notwendigen Dokumentationen durchzuführen. Durch diese Einstellung zur Pflege kann eine bessere emotionale Patientenzuwendung festgestellt werden. Durch eine stärkere Zuwendung spüren diese Mitarbeiter auch mehr positive Rückmeldungen der Patienten (vgl. Stanslowski 2015:1072). Dies sorgt bei den älteren Pflegekräften für eine größere Arbeitszufriedenheit, als es bei jüngeren Pflegenden der Fall ist.

Die älteren Mitarbeiter sind in der Lage, die richtige Mischung aus Nähe und Distanz zu den Patienten einzuhalten und werden von den Patienten eher als erfahrene Vertrauensperson angesprochen als die jüngeren Kollegen. Viele Patienten schätzen es, wenn sie vom erfahrenen Pflegepersonal betreut werden, aus dem Grund, dass sie diesen Pflegenden mehr Erfahrung und Wissen zuschreiben (vgl. Berger/Zimber 2004:63).

Ältere Mitarbeiter können souveräner mit Gefühlen umgehen. Dies ist z.B. in der direkten Patientenkommunikation oder bei konfliktbehafteten Angehörigen-gesprächen zu verzeichnen. Ältere Mitarbeiter verfügen über persönlich-emotionale Erfahrungen, wie z.B. bei der Begleitung sterbender Patienten und der Begleitung der Angehörigen. Dieses Erfahrungswissen bedeutet viel und sollte gezielt genutzt werden (vgl. Hornung 2013:116).

Im Umgang mit schwierigen Patienten und Angehörigen sind die älteren Kollegen in der Lage den richtigen Ton zu treffen und angepasst, der jeweiligen Situation entsprechend, zu reagieren. Aber auch bei Konflikten innerhalb des Teams, nehmen die älteren Pflegenden häufig die Rolle eines Vermittlers ein. Ältere Mitarbeiter verfügen demnach über mehr Konfliktlösungskompetenzen als Jüngere und haben auch eher den Willen, Probleme lösen zu wollen, als die jüngeren Kollegen (vgl. Urban 2015:1f).

Häufig wird die Vision einer Klinik durch die älteren Mitarbeiter getragen. Die Beschäftigten über 50 fühlen sich für das Geschehen in ihrer Abteilung verantwortlich und messen ihrer Arbeit einen großen Wert bei und stützen dadurch das Unternehmen (vgl. Müller 2013: 465).

3.1.4 Lernverhalten

Durch die langjährige Berufserfahrung verfügen die älteren Mitarbeiter über einen hohen Erfahrungsschatz und Wissen. Sie sind gern bereit ihr Wissen, besonders an Berufsanfänger, weiter zu geben. Zudem sind sie durch die lange Betriebszugehörigkeit in der Lage, auf alte bestehende Regeln und Verfahrensanweisungen hinzuweisen (vgl. Urban 2015:1f).

Die älteren Mitarbeiter bilden sich durchaus weiter und nehmen gern und häufig am internen Fortbildungsangebot teil und sorgen dafür, dass Wissen im Team generiert wird. Meist sind die älteren Mitarbeiter auch gut vernetzt, sind in Berufsverbänden organisiert und verfügen über diverse Fachzeitschriften und entsprechende Literatur. Bei entsprechenden -die Pflege betreffenden Fragen-, können sie auf diese Weise Literatur zur Verfügung stellen.

Durch das Erfahrungswissen sind die älteren Pflegenden oft interessiert an der Teilnahme an Arbeits- und Projektgruppen. Sie sehen dadurch die Möglichkeit ihr Wissen weiterzugeben und an der Entwicklung der Klinik mitzuwirken zu können, um etwas Bleibendes zu hinterlassen.

Es ist jedoch anzumerken, dass die Geschwindigkeit der Informationsaufnahme mit zunehmendem Alter abnimmt. Während jüngere Mitarbeiter im Vergleich zu Älteren leichter komplexe theoretische Zusammenhänge erfassen, benötigen die Älteren eher Veranstaltungen mit verstärkten praktischen Erfahrungen, bzw. handlungspraktischen Übungen und Schulungen (vgl. Hornung 2013:30). Zudem sollte auf ein individuell angepasstes Lerntempo geachtet werden (vgl. Bechtel/Smerdka-Arhelger 2012:96f).

Lernentwöhnte Personen müssen behutsam an zu erlernende Gebiete herangeführt werden. Wenn Führungskräfte Kenntnis darüber haben, dass das Lernverhalten ihrer älteren Mitarbeiter anders ist als bei den Jüngeren, dann kann mit diesem Wissen konstruktiv umgegangen werden.

3.2 Verhalten älterer Mitarbeiter im Arbeitsbereich

Das Verhalten älterer Mitarbeiter am Arbeitsplatz weist Unterschiede zu jüngeren Personen auf. In diesem Kapitel wird kurz auf das allgemeine Verhalten eingegangen, auf das Entscheidungsverhalten, auf das soziale Verhalten innerhalb eines Pflegeteams und dem Verhalten gegenüber Vorgesetzten.

3.2.1 Allgemeines Verhalten

Ältere Mitarbeiter kommen meist gern zur Arbeit und lassen sich nicht schnell demotivieren und durch negative Stimmungen im Team beeinflussen. Sie zeigen eine positive Arbeitseinstellung und beeinflussen dadurch das Arbeitsklima zum Guten (vgl. Kromark 2010:3).

Es ist festzustellen, dass ältere Mitarbeiter besser in der Lage sind, mit einer höheren Motivation in Arbeitsspitzenzeiten an Aufgaben heranzugehen. Sie wirken dadurch stabiler in der Bewältigung von großen Arbeitsaufkommen und kritischen Situationen, die z.B. bei plötzlichen Personalausfällen entstehen können (vgl. Urban 2015:1f).

Pflegekräfte über 50 Jahre sind nicht ausgeprägt berufsmüde und arbeitsunzufrieden. Selten kommt eine klagende Äußerung, dass es noch ein sehr langer Zeitraum ist, bis die Rente da ist, im Gegensatz zu den jüngeren Kollegen, die häufig mit Anfang Dreißig schon klagen, dass sie nicht wissen, wie sie es bis zur Rente schaffen sollen und nach Möglichkeiten suchen, eine optimierte gute Work-Life-Balance zu erwirken, um arbeitsfähig bleiben zu können (vgl. Bechtel/Smerdka-Arhelger 2012:149f).

Ältere Mitarbeiter verfügen im allgemeinen über stabile soziale Beziehungen im privaten Umfeld. Dadurch wirken sie ausgeglichener, zufriedener und stressresistenter.

Häufig nehmen ältere Mitarbeiter eine etablierte Position im Unternehmen ein. Sie sind Anlaufstelle für Fragen und dieses Standing stellt sich für den Mitarbeiter oft als vorteilhaft heraus (vgl. Müller 2013:464).

3.2.2 Entscheidungsverhalten

Neuorganisationen und veränderte Strukturen im Arbeitsbereich sind ein ständig begleitender Faktor im Arbeitsalltag. Dadurch dass die älteren Mitarbeiter in ihrer Beschäftigungszeit schon sehr viele Veränderungen, auch in Form von wechselnden Führungspersonen, erlebt haben, sind sie in der Lage, sich leichter an Veränderungen am Arbeitsplatz anzupassen (vgl. Bechtel/Smerdka-Arhelger 2012:151f).

Sie sprechen sich für klare Regeln und Ansagen aus und stehen zu getroffenen Entscheidungen und sorgen durch ihr akzeptierendes Verhalten für die nötige Transparenz und Weitergabe. Mitarbeiter über 50 verfügen in der Regel über eine hohe Handlungs- und Umsetzungskompetenz und zeigen Entscheidungsstärke. Häufig sind die älteren Mitarbeiter diejenigen, die die Entscheidung einer Führungskraft mittragen oder auch mit entsprechenden Argumenten bei der Entscheidungsfindung dagegen halten kann (vgl. Müller 2013:464f).

Durch die langjährige Erfahrung im Unternehmen haben die älteren Mitarbeiter einen Vorteil gegenüber den Jüngeren, denn sie kennen die Verknüpfungen im Unternehmen und sind häufig die Keyplayer in der Organisation. Zudem haben sie Kenntnisse über die betrieblichen Abläufe und über informelle Beziehungen im Betrieb (vgl. Müller 2013:465).

Die Kompetenzträger der über 50-Jährigen zeichnen sich ebenso durch eine hohe personale Kompetenz aus. Sie verfügen über effiziente Arbeitstechniken, strahlen

Souveränität in ihrer Arbeitsweise und eine allgemeine Ausgeglichenheit aus (vgl. Müller 2013:464). Diese Fähigkeiten erleichtern es ihnen, den Arbeitstag strukturiert anzugehen und die vielfältigen an sie gestellten Aufgaben zu bewältigen.

3.2.3 Soziale Abgrenzung

Mitarbeiter über 50 Jahre verfügen über eine bessere Wahrnehmung von Krisensituationen und Konflikten. Sie haben große Erfahrungen in Stresssituationen und sind eher bereit, Probleme und Konflikte lösen zu wollen. Häufig suchen sie die Aussprache und tragen damit einen förderlichen Beitrag zur Bewältigung der Krisen bei.

Für ein positives Arbeitsklima empfinden ältere Mitarbeiter eine große Verantwortung zu haben. Ältere Mitarbeiter in einem Team bilden oft den „Ruhepol". Durch ihre Menschenkenntnis sind sie Vertraute und Kümmerer in einer Person und sind dadurch ein Garant für mehr Kontinuität und Stabilität im Team. Sie sorgen für eine Stärkung der Entwicklung des Teamgeistes und achten auf den Teamzusammenhalt, indem sie wichtige Rituale und Maßnahmen des Teamzusammenhaltes planen und umsetzen (vgl. Müller 2013:466).

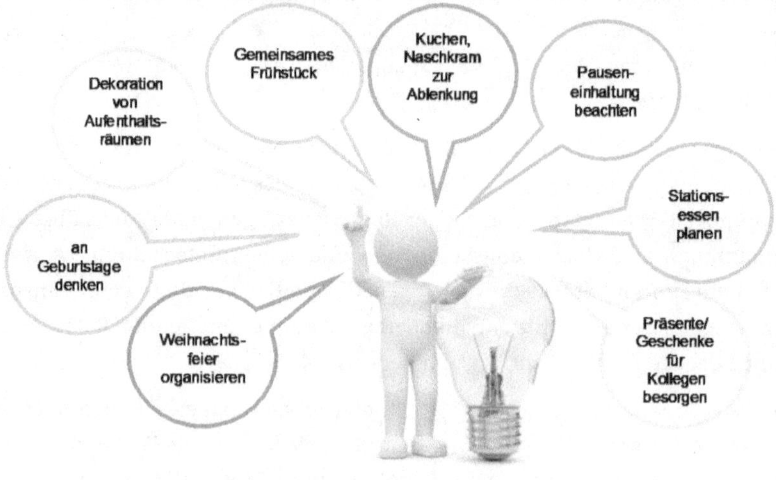

Abbildung 3: Ideensammlung für den Teamzusammenhalt

Häufig sind es die älteren Mitarbeiter, die durch kleine Gesten für ein gesundes Arbeitsklima sorgen. Das beginnt damit, dass sie meist alle Festlichkeiten im Blick haben, sei es die Geburtstage der Kollegen, Verabschiedungen, Hochzeitsfeiern und Geburten. Die älteren Kollegen sorgen dafür, dass ein Geschenk für diejenigen besorgt wird, entweder durch sie selbst oder durch Beauftragung eines anderen Teammitgliedes.

Gemeinsam mit dem Team gefeierte Feste sorgen ebenfalls für den Teamzusammenhalt. Dazu sind gemeinsam besuchte Feiern oder Stationsessen dienlich, die gern von den älteren Mitarbeitern organisiert werden.

Eine gute Arbeitsatmosphäre wird auch durch Dekorationen in den Aufenthaltsräumen oder Dienstzimmern erreicht. Zum Beispiel zur Weihnachtszeit übernehmen die älteren Mitarbeiter gern die weihnachtlichen Dekorationen auf der Station und führen dadurch eine angenehme Arbeitsatmosphäre herbei.

Für die Kollegen sorgen - das zeigt sich auch, indem die älteren Kollegen auf die anderen Teammitglieder achten, z.B. dass eine Pause eingehalten wird und dass die Teammitglieder sich gemeinsam zur Pause begeben. Manchmal steuern sie auch Kekse oder andere Süßigkeiten dazu bei und sorgen damit für das leibliche Wohl der Kollegen. Diese kleinen Gesten zählen zur sozial-kommunikativen Kompetenz und stärken die Beziehungen der Teammitglieder untereinander (vgl. Müller 2013:464).

3.2.4 Verhalten gegenüber Vorgesetzten

Ältere Mitarbeiter empfinden ihr Verhältnis zu Vorgesetzten deutlich positiver als jüngere Kollegen. Sie fühlen sich fair und partnerschaftlich behandelt. Die Anerkennung der geleisteten Arbeit durch die Vorgesetzte ist für die älteren Mitarbeiter gleichermaßen wichtig, wie für die jüngeren Kollegen. Nur die Verwirklichung dieser Anerkennung im Arbeitsalltag wird von den Älteren aufmerksamer und positiver empfunden (vgl. Berger/Zimber 2014:39).

Ältere Mitarbeiter kommunizieren anders mit ihren Vorgesetzten. Sie äußern sich in einer direkten, offenen Kommunikation. Das erleichtert die Führung dieser Mitarbeiter (vgl. Heinzmann/Gille 2006:12f).

Vorgesetzte schätzen im Gegenzug die Erfahrung ihrer älteren Mitarbeiter. Ihnen ist bewusst, dass sie selbst davon profitieren können. Es kann festgestellt werden, dass die Führung der älteren Mitarbeiter anders ist als bei den Jüngeren. Häufig lösen Führungskraft und älterer Mitarbeiter gemeinsam und konstruktiv auftretende Probleme im Arbeitsalltag (vgl. Larsen/Joost 2010:2ff).

Die Führungskräfte gehen respektvoller mit ihren älteren Mitarbeitern um (vgl. Löffert/Golisch 2013:20). Die Vorgesetzten haben Achtung vor der langen Berufserfahrung ihrer älteren Mitarbeiter und deren langjährigen Arbeitsleistung.

Es ist jedoch zu beachten, dass keine eindeutige altersdivergente Führung bei den über 50-jährigen Mitarbeitern anzuwenden ist, denn ältere Mitarbeiter lassen sich nicht durch einen pauschalen Führungsstil führen. Auch bei den älteren Mitarbeitern über 50 sind verschiedene Führungspraktiken anzuwenden (vgl. Hornung 2013:48).

4 Wahrnehmung der künftigen Entwicklung

Um die Arbeitskraft der Pflegenden bis ins Rentenalter zu bewahren, ist ein Umdenken der Führungskräfte notwendig. Die Handlungsfelder gehen von Maßnahmen des Gesundheitsmanagements, über die Wissensgenerierung, bis hin zur Veränderung der Arbeitsorganisation hinaus. Bei letzterer sind Aspekte der inhaltlichen Arbeitsgestaltung zu beachten, sowie auch Aspekte des Arbeitsumfelds (Arbeitsplatz und Arbeitssicherheit) und der Arbeitszeit- und Dienstplangestaltung.

Nach Kenntnis der verschiedenen bereits benannten Veränderungen der alternden Belegschaft und den bekannten Demografieaspekten, ist es sinnvoll, eine Standortbestimmung vorzunehmen, die Stärken und Schwächen in Bezug auf den Einsatz älterer Mitarbeiter zu benennen und mögliche Chancen und Risiken in den jeweiligen Einsatzgebieten zu analysieren.

Zusammenhänge und Auswirkungen der veränderten Altersstruktur in der Belegschaft können offengelegt werden, wenn Kenntnis von der bestehenden Arbeitsplatzkultur besteht und Wissen über die in der Kollegenschaft bestehenden Vorurteile vorhanden ist.

4.1 Standortbestimmung

Die Tragweite des demografischen Wandels in den Gesundheitseinrichtungen ist der Unternehmensleitung noch nicht vollständig bewusst. Mit der Unterschiedlichkeit der älteren Mitarbeiter im Vergleich zu den Jüngeren muss im Unternehmen bewusster umgegangen werden, um eine Diskriminierung und Diskreditierung dieser zu vermeiden. Die älteren Mitarbeiter verfügen über spezifische Stärken, die in den vorangegangenen Kapiteln bereits beschrieben wurden. Diese der gesamten Belegschaft zu verdeutlichen ist eine wichtige Aufgabe des Managements (vgl. Tomenendal 2013:434).

Ältere Mitarbeiter, mit Einsatz in der Pflege, brauchen die Unterstützung durch ihre Vorgesetzten. Eine Alterssegmentation sollte vermieden werden, entweder durch Maßnahmen die zu einer stärkeren Integration der älteren Mitarbeiter in den Teams führen oder durch Versetzungen und Umstrukturierungen. Wünschenswert wäre die Bildung von altersgemischten Teams in allen pflegerischen Einsatzbereichen, mit Fokus auf eine wertschätzende Arbeitsplatzkultur (vgl. Krins 2013:329f). Dem vorangehend ist regelmäßig eine Altersstrukturanalyse in allen Einsatzbereichen der Pflege vorzunehmen, um zu prüfen, inwieweit die Teams „altersgemischt" sind.

4.2 Vorurteile der Kollegen

Meinungen über Personen werden aufgrund ihres Verhaltens, ihrer Fähigkeiten und ihrer Werte und Einstellungen oft einem bestimmten Schema zugeordnet. Diese Meinung anderer über die älteren Kollegen verfestigt sich häufig in Vorurteilen und einer Stigmatisierung. Die Annahmen sind vielfältig, wie z.B. dass ältere Pflegekräfte weniger belastbar und häufiger krank sind. Sie sind angeblich weniger leistungsfähig, was Auswirkungen auf die Dienstplan- und Arbeitszeitgestaltung haben kann. Das Verhalten der älteren Kollegen wird als starrsinnig und unverbesserlich beschrieben. Häufig wird diesen auch eine sehr konservative Denkweise unterstellt (vgl. Pack et al. 2000:15).

Wenn es um Veränderungen geht, dann sind die jüngeren Kollegen der Meinung, dass die älteren Pflegekräfte sich nicht an Veränderungen anpassen wollen und können und dass sie nicht bereit sind, kreative Lösungen für Probleme zu finden. Sie wollen angeblich nicht von alten Traditionen abweichen und beharren auf alten Ritualen. Ein Ausspruch, der angeblich von den älteren Mitarbeiter sehr häufig ausgesprochen wird, lautet: „Das war schon immer so!" Ändern wollen wir das nicht!" Damit wird eine fehlende Anpassungsfähigkeit gegenüber Veränderungen unterstellt (vgl. Bossmann/Schweitzer 2013:51).

Auch wird unterstellt, dass bei älteren Mitarbeitern eine geringere Lernmotivation vorliegt und dass kein Wille vorhanden ist, sich weiter zu bilden oder sich fortzubilden. Damit geht einher, dass angenommen wird, dass ältere Mitarbeiter würden nur über veraltetes Wissen verfügen, da es nicht mehr aktualisiert wird (vgl. Pack et al. 2000: 15f).

Ein weiteres Vorurteil ist, dass den älteren Pflegenden eine reduzierte intellektuelle Leistungsfähigkeit vorausgesagt wird. Die Einschränkungen sollen z.B. Gedächtniseinbußen mit sich bringen und ein geringeres Wahrnehmungstempo. Dazu soll eine Verlangsamung der Verarbeitungsprozesse und eine Abnahme der Reaktionsfähigkeit zu beobachten sein. Damit wird Mitarbeitern über 50 bescheinigt, nicht die Leistungsträger für das Team einer Station zu sein (vgl. Becher et al. 2010:4).

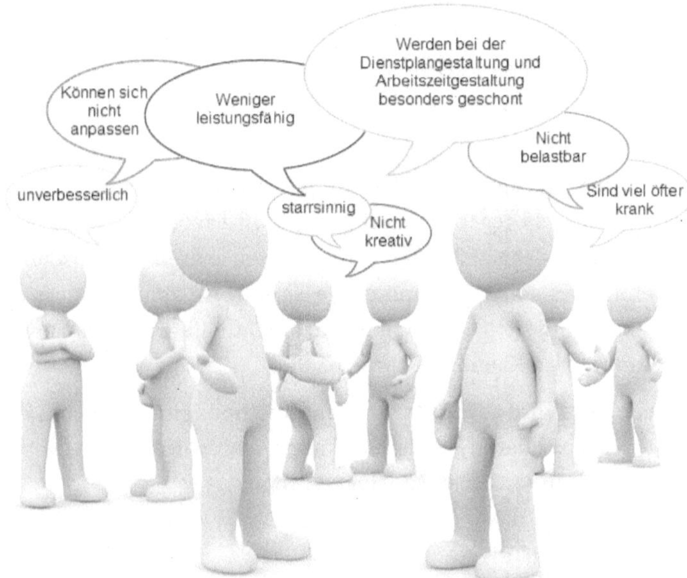
Können sich nicht anpassen
Weniger leistungsfähig
Werden bei der Dienstplangestaltung und Arbeitszeitgestaltung besonders geschont
Nicht belastbar
unverbesserlich
starrsinnig
Nicht kreativ
Sind viel öfter krank

Abbildung 4: Vorurteile jüngerer Kollegen

5 Empirischer Teil der Arbeit: Methodisches Vorgehen

Bei der vorliegenden Arbeit wurde ein Studiendesign aus der qualitativen Forschung gewählt und angewendet. Mit einem standardisierten Interviewleitfaden als Erhebungsinstrument wurden sechs Pflegekräfte, die ein Alter über 50 Jahre vorweisen, zu ihrem Befinden am Arbeitsplatz befragt und um Selbstreflexion gebeten.

Einleitend werden nun zunächst Informationen zur Untersuchungspopulation und zum Forschungsumfeld gegeben. Anschließend wird auf die Entwicklung des Interviewleitfadens eingegangen. Weiter wird der Weg vom Pretest bis zur Durchführung der Interviews aufgezeigt und die Interviewerin, die die Interviews durchführte, wird kurz vorgestellt. Der Ablauf und die Durchführung des Interviews werden in einem weiteren Kapitel beschrieben.

Im Anschluss daran wird auf die Auswertungsmethode eingegangen, die deskriptiv ist. Zur Visualisierung der Ergebnisse der Interviews wurden Transkripte angefertigt, die als Anlage dieser Arbeit zugefügt wurden.

5.1 Fakten zum Überblick

Die Befragung von älteren Gesundheits- und Krankenpflegern wurde mittels standardisierten Interviewleitfaden in der Klinik P. durchgeführt. Die Klinik P. ist ein kommunales Krankenhaus der Grund- und Regelversorgung im Kreis Plön, Schleswig-Holstein, und verfügt über 171 Betten. Im Pflegedienst sind zur Zeit 175 Mitarbeiter (Angabe in VK) bzw. 268 Mitarbeiter (Angabe in Köpfen) beschäftigt. Davon arbeiten 111 Personen in der direkten Pflege auf fünf peripheren Stationen, 15 MA in der Notaufnahme, 16 MA auf der Intensivstation und 14 MA im OP. Die verbleibenden zum Pflegedienst zugeordneten Mitarbeiter arbeiten im Patiententransportdienst, im Servicebereich, in der Endoskopie oder in den Ambulanzen.

Im Pflegedienst der Klinik P. arbeiten viele unterschiedliche Berufsgruppen mit unterschiedlichen Qualifikationen. Neben den examinierten Gesundheits- und Krankenpflegern und Gesundheits- und Kinderkrankenpflegern sind z.B. auch Medizinische Fachangestellte, Pflegehelfer und Krankenpflegehelfer, Servicekräfte und examinierte Altenpfleger im Pflegedienst beschäftigt. Diese Berufsgruppen fanden auf Grund des geforderten reduzierten Umfangs dieser Arbeit bei der Befragung keine Berücksichtigung. Um aussagekräftige, vergleichbare Ergebnisse zu bekommen wurden bei der Interviewdurchführung ausschließlich dreijährig examinierte

Personen mit einer vorliegenden Qualifikation zum Gesundheits- und Krankenpfleger befragt.

5.1.1 Auswahl der Befragten

In der Klinik P. sind mit Stand Januar 2017 180 Gesundheits- und Krankenpfleger, bzw. Gesundheits- und Kinderkrankenpfleger beschäftigt (Angabe in Köpfen). Davon sind 52 Pflegekräfte über 50 Jahre und 9 Personen über 60 Jahre alt. Die Beschäftigten sind sowohl auf den Stationen als auch in den Funktionsbereichen eingesetzt.

Um ein aussagekräftiges Ergebnisbild zu erhalten, wurden sechs Personen für das Interview ausgewählt, die aus allen Bereichen der Klinik kommen. Da bereits viele der angestellten Pflegekräfte zu den Babyboomern gehören und den größten Anteil der beschäftigten Pflegepersonen bilden, lag die Präferenz bei der Auswahl auf ältere Personen, die sich der 60-Jahr-Grenze nähern bzw. sie schon überschritten haben. Ein wesentlicher Faktor bei der Auswahl der Befragten war auch die Beschäftigungsdauer in der Klinik P.. Die Befragten wiesen alle eine Beschäftigungsdauer von mindestens 10 Jahren in der Klinik P. auf.

Die folgende Abbildung zeigt die Kriterien zur Auswahl der befragten Pflegekräfte.

Tabelle 1: Kriterien zur Auswahl der Interviewpartner

Kriterien	Anforderungen
Alter	Älter als 54 Jahre
Geschlecht	Ausgewogene Anzahl männlicher und weiblicher Teilnehmer
Abteilung/Station	Von allen Stationen mindestens ein Teilnehmer 1 x von internistischer Station 1 x von Privatstation 1 x von chirurgischer Station 1 x von der Gynäkologie 1 x von der ZA 1 x aus dem OP
Beschäftigungsdauer	Mehrjährige Beschäftigung und Berufserfahrung Mindestens 10 Jahre beschäftigt in der Klinik P.
Stichprobengröße	6 Teilnehmer

5.1.2 Daten der Teilnehmer

Für das Interview wurden mehrere Daten der Befragten erfasst.

Die Personen wurden u.a. um Angabe ihres Geburtsjahres gebeten. Weiter wurden die Frage gestellt, in welcher Abteilung, bzw. auf welcher Station sie eingesetzt sind, wie lange sie im Unternehmen beschäftigt sind und ob sie Vollzeit- oder Teilzeitbeschäftigt sind. Auch die Frage nach dem Geschlecht wurde gestellt. Obwohl der Frauenanteil der Beschäftigten im Pflegedienst in der Klinik P. deutlich höher ist als der männliche Anteil, konnte trotzdem eine gleichmäßige Verteilung bei der Auswahl der Interviewpartner nach Geschlecht erreicht werden.

Die folgende Tabelle liefert Aussagen zu den interviewten Pflegekräften.

Tabelle 2: Daten der Untersuchungspopulation

Angaben zu den Befragten		Geschlecht	Geburtsjahr	Abteilung	Beschäftigten-status	Beschäftigten-dauer
1	MA 1	m	1958	Innere Station 4 Privatstation	Teilzeit (36,65 Std.)	31 Jahre
2	MA 2	m	1951	Bauchchirurgie	Teilzeit (21,99Std.)	34 Jahre
3	MA 3	m	1954	OP/Anästhesie	Teilzeit (26,95Std.)	12 Jahre
4	MA 4	w	1961	Notaufnahme	Teilzeit (36,65 Std.)	24 Jahre
5	MA 5	w	1952	Gynäkologie	Teilzeit (30 Std.)	26 Jahre
6	MA 6	w	1961	Innere Station 7	Vollzeit (38,5 Std.)	12 Jahre

5.1.3 Vorstellung der Interviewerin

Die zu befragenden Pflegepersonen stehen in einem engen Arbeitsverhältnis zur Pflegedienstleitung. Vor diesem Hintergrund war es nicht sinnvoll die Befragung durch die Pflegedienstleitung, also durch die Autorin, durchzuführen. Es bestand die Gefahr einer Beeinflussung durch die Interviewerin. Aus diesem Grund wurde eine neutrale Person gesucht, die die Befragung durchführen sollte. Die Auswahl fiel auf eine Abiturientin, zu der während eines abzuleistenden Pflegepraktikums Kontakt aufgenommen werden konnte.

Da keine weiteren Verzerrungen provoziert werden sollten, wurde die Interviewerin vorher in die Durchführung der Interviews geschult.

Die Unterweisung umfasste:

- eine Erläuterung zur geplanten Untersuchung
- eine Erklärung zum Interviewleitfaden
- eine Einführung in die Technik des Aufnahmegerätes
- Verhaltensregeln für die Erhebungssituation in Bezug auf Neutralität und nonverbales Verhalten

Der Aspekt der Neutralität war besonders wichtig, da die Interviewerin auf keinen Fall ihre eigene Meinung zu einzelnen Fragen kund tun sollte und damit die Befragten in der Formulierung der Antworten beeinflussen könnte.

Frau Stephanie U. war nach dieser Einführung in der Lage, bei allen sechs zu befragenden Pflegepersonen das Interview durchzuführen.

5.2 Entwicklung des Interviewleitfadens

Ein Interviewleitfaden stellt einen Orientierungsrahmen für die durchzuführenden Interviews dar. Er dient der inhaltlichen und zeitlichen Steuerung des Gespräches. Die Interviews werden durch den Leitfaden vergleichbar. Zusätzlich hilft er bei der Auswertung und Analyse der Ergebnisse (vgl. Klamecker 2012:84f).

Der Interviewleitfaden wurde nach drei Aspekten entwickelt. Er sollte

- klar verständlich
- motivierend für die Mitarbeit und
- in einem überschaubaren Zeitfenster abzuarbeiten

sein.

Bei der Konstruktion des Fragebogens wurde darauf geachtet, dass die ersten Fragen das Interesse besonders wecken und die Befragten motiviert, ihre Antworten und Meinungen zu geben. Der Gesprächsablauf sollte nicht durch ein Frage-Antwort-Schema gestört werden. Bei dem Interview sollten die Antworten frei gegeben werden. Aus diesem Grunde wurden überwiegend offene Fragen gestellt (vgl. Aschemann-Pilshofer/Premsberger 2001:16).

5.3 Untersuchung anhand eines Interviews

Jedes Interview wurde unter gleichen Bedingungen geführt. Dazu zählt, dass bei allen sechs Interviews der gleiche Raum und der gleiche Zeitansatz gewählt, sowie ein einheitlich erstellter Interviewleitfaden verwendet wurde. Alle Interviews wurden von der selben Interviewerin in einer entspannten Atmosphäre durchgeführt.

Ein erleichterter Gesprächseinstieg wurde mit einer Erzählaufforderung erreicht. Die Gesprächsvertiefung orientierte sich an drei Themenbereichen, auf die im folgenden Kapitel eingegangen wird.

Die Aufzeichnung der Gespräche erfolgte mit einem elektronischen Aufnahmegerät. Diese Art der Tonaufzeichnung erlaubte der Interviewerin sich ganz auf den Kommunikationsprozess zu konzentrieren.

5.3.1 Beschreibung des Erhebungsinstrumentes

Einige erklärende Worte, warum der zu Interviewende als Teilnehmer für die Befragung ausgewählt wurde, wurden gegeben, um anschließend kurz den Ablauf des Interviews zu erklären. Zu Gesprächsbeginn wurde eine vorformulierte Frage gestellt. Der Interviewleitfaden beginnt mit einer Begrüßung und einer Eröffnungsfrage und führt damit in das Thema ein.

Der Interviewleitfaden beinhaltet drei große Themenblöcke:

- Persönliche Fragen
- Themen- und Problemfragen
- Wünsche für die Zukunft

Zu Beginn jedes Blockes steht eine Leitfrage zur Erzählaufforderung.

Des Weiteren beinhaltet der Interviewleitfaden einen Bereich, in dem Angaben zur Person gemacht werden. Hier werden Informationen zum Befragten gesammelt, bezüglich Geburtsjahr, Geschlecht, Einsatzort, Beschäftigtenstatus und Beschäftigungsdauer im Betrieb.

Eine besondere dritte Seite gibt der Interviewerin Platz für Anregungen und Fragen und die Möglichkeit, sich Notizen während der Interviews zu machen.

Neben dem Interviewleitfaden wurde ein Beiblatt erstellt. Das Beiblatt wurde mit einer kurzen Einführung zur Gesprächseinleitung, Begrüßung und Vorstellung angefertigt, einer Beschreibung des Ablaufs und allgemeinen Informationen zur

Dauer des Interviews. Außerdem wurden Angaben zu Zeit und zu den am Interview teilnehmenden Personen (Interviewer und Befragter) getätigt.

Am Ende des Beiblattes wurde eine Vertraulichkeitsvereinbarung und eine Einwilligung aufgenommen, in der die Befragten mit einer Unterschrift bestätigten, dass sie einer Veröffentlichung zustimmen.

Der Interviewleitfaden und das Beiblatt befinden sich in der Anlage.

5.3.2 Pretest

Bevor das Interview durchgeführt werden konnte, ist der Interviewleitfaden mit Hilfe eines Pretests überprüft worden. Dazu wurde das Interview unter Verwendung des Leitfadens an zwei Testpersonen erprobt. Die beiden Befragten waren der Zielgruppe ähnlich und haben das Interview unter denselben Bedingungen - d.h. sie hatten denselben zeitlichen Rahmen und Ort - durchgeführt.

Der gesamte Interviewleitfaden wurde nach den folgenden beschriebenen Kriterien überprüft:

- Sind die Fragen redundant?
- Sind die Fragen verständlich?
- Können sinnvolle Antworten gegeben werden?
- Ist die Anweisung zur Durchführung des Interviews für die Interviewerin verständlich?
- Sind die Begrifflichkeiten klar oder gibt es sprachliche oder lexikalische Überforderungen oder Brüche?
- Ist ein roter Faden erkennbar?
- Sind die begleitenden Rahmentexte gut lesbar?
  (vgl. Beywl/Schepp-Winter 2000:57)

Der Pretest wurde in der ersten Februarwoche 2017 durchgeführt und war zur Zufriedenheit verlaufen. Die Interviews konnten zeitlich geplant und anschließend durchgeführt werden.

5.3.3 Durchführung des Interviews

Für die Studie wurden sechs Interviews mit pflegerischen Mitarbeitern der Klinik P. durchgeführt. Der Zeitraum, der dafür veranschlagt wurde, lag bei acht Wochen. Vom 01. März bis zum 26. April 2017 wurden die Interviews durchgeführt.

5.3.4 Analyse zu den Gütekriterien

Bei jeder empirischen Forschungsarbeit werden anhand von Gütekriterien die Forschungsmethoden und die Einschätzung der Ergebnisse überprüft.

Die Frage nach den klassischen Gütekriterien ist bei dem gewählten Forschungsthema schwierig. Die Gütekriterien Validität (Gültigkeit), Reliabilität (Zuverlässigkeit) und Objektivität konnten deshalb nicht als Maßstab herangezogen werden. Die Validität soll Aussagen darüber machen, ob die Untersuchungsmethode tatsächlich das untersucht, was sie untersuchen will, bzw. wurde auch wirklich das erfasst, was erfasst werden sollte. Diese Frage ist schwierig zu beantworten, da es fraglich ist, ob die Wahrnehmung des Forschers mit der des Interviewten zu einem Thema auch übereinstimmt (vgl. Löhe 2017: 207 ff).

Die Reliabilität betrifft die Genauigkeit, ob der Untersuchungsgegenstand exakt erfasst wurde (vgl. Mayering 2016:141).

Die mit Objektivität verbundene Zielvorstellung auf Vergleichbarkeit und Standardisierung ist gegensätzlich zur qualitativen Forschungslogik, denn eine Reproduzierbarkeit des untersuchten Themas, bzw. der durchgeführten Interviews ist nicht möglich.

Diese drei Kriterien entstammen der quantitativen Forschung und sind nicht einfach auf die qualitative Forschung übertragbar. Allerdings sollte jede wissenschaftliche Untersuchung einen gewissen Grad an Zuverlässigkeit und Gültigkeit aufweisen. So war es notwendig, genaue Anweisungen zur Gestaltung der Untersuchung, in Form des durchzuführenden Interviews, vorzugeben. Dazu gehört die:

- Beschreibung des Erhebungsinstruments (s. Kapitel 5.3.1)
- Informationen über die Interviewerin (s. Kapitel 5.1.3)
- Hinweis zur Neutralität des Forschers (s. Kapitel 5.1.3)
- Angaben zur Auswahl der interviewten Personen (s. Kapitel 5.1.1)
- Beschreibung der Merkmale der Interviewten (s. Kapitel 5.1.2)

Für die qualitative Forschung wurden aus diesem Grunde von Mayering sechs Gütekriterien empfohlen, die in dieser Arbeit berücksichtigt wurden (vgl. Mayering 2016:144ff).

Verfahrensdokumentation

Die für den Untersuchungsgegenstand entwickelte Methode muss detailgenau dokumentiert werden, um den Forschungsprozess nachvollziehbar zu machen. Im

Kapitel 5.3 wurde die methodische Vorgehensweise und die einzelnen Schritte der Datenerhebung (hier die Durchführung der Interviews) beschrieben und auf die Datenauswertung wird in Kapitel 5.4 eingegangen.

Argumentative Interpretationsabsicherung

Die Interpretationen der Ergebnisse müssen am Untersuchungsmaterial abgesichert, argumentativ begründet und in sich schlüssig sein. Interpretationen besitzen jedoch stets einen subjektiven Spielraum. Da sie aber erst nach den erhobenen Informationen in Form von Transkripten gebildet werden, können die Daten eindeutig und wortgetreu wiedergegeben werden. Mit der Transkription wurden somit Inhaltsverluste unterbunden (vgl. Löhe 2017: 207ff).

Regelgeleitetheit

Es ist wichtig, dass ein systematisches Vorgehen stattfindet. Die Regeln für die Durchführung der Interviews wurden im Vorfeld festgelegt. Dazu zählen:

- Verwendung des gleichen Interviewfragebogens (Kapitel 5.3.2)
- Durchführung durch die gleiche Interviewerin (s. Kapitel 5.1.3)
- Gleiche Forschungssituation für alle interviewten Personen (s. Kapitel 5.3)
- Gleicher Durchführungsort (Kapitel 5.3)
- Durchführung eines Pretests an zwei Testpersonen (s. Kapitel 5.3.2)

Somit wurde das Kriterium der Regelgeleitetheit erfüllt.

Nähe zum Gegenstand

Dieses Kriterium legt fest, dass der Forschungsgegenstand möglichst an der Alltagswelt der Befragten anknüpft. Dieses wurde erreicht, indem sich alle interviewten Personen in einer Altersklasse befanden und über eine ähnliche Betriebszugehörigkeit und Berufserfahrung verfügten. Somit konnte eine Interessenübereinstimmung und Offenheit zum Thema erreicht werden. Da auf ein gleichberechtigtes Verhältnis zwischen männlichen und weiblichen Befragten geachtet wurde, ist dieser Aspekt ebenfalls als erfüllt anzusehen.

Kommunikative Validierung

Die interviewten Personen werden nicht als Datenlieferanten, sondern als denkende Subjekte betrachtet. Die Interviews wurden in Transkripten visualisiert und deren Ergebnisse in Kategorien strukturiert. Dieses Kategoriesystem mit den gewählten Unterkategorien gibt eine gewisse Güte der Analyse vor, u.a. auch durch

Angaben der Textstellen in den Transkripten und der Nennung von Ankerbeispielen. Darauf wird im folgenden Kapitel 5.4 genauer eingegangen.

In einem Dialog mit anderen Personen könnten die gewonnen Ergebnisse besprochen werden, ob diese richtig interpretiert wurden und den Ansichten der Interviewten entsprechen (vgl. Löhe 2017: 207ff).

Triangulation

Dieses Kriterium beschreibt das Heranziehen verschiedener Datenquellen, Interpretationen, Theorieansätze und Methoden. Die verschiedenen Perspektiven und Ergebnisse werden dabei verglichen. Da bei der durchgeführten Literaturrecherche keine vergleichbaren Untersuchungen bei der Literaturrecherche gefunden wurden, wurde dieses Kriterium vernachlässigt.

5.4 Auswertung des Interviews

Bei der Auswertung der Daten wurde das Ziel verfolgt, besonders die Inhalte im Bezug auf die individuelle Textbedeutung zu verstehen und zu analysieren. Die Bedeutungsaspekte wurden durch Reduktion, durch Selektion und Streichungen, auf ein Bedeutungsniveau gehoben. In allen Interviews wurde nach ähnlichen oder gleichen Aussagen gesucht. Nichtssagende Textbestandteile, wie z.B. Wiederholungen und Ausschmückungen, wurden dabei gestrichen. Die verbleibenden Texte wurden anschließend zu kurzen Sätzen zusammengefasst, um Begrifflichkeiten und Aussagen herauszuarbeiten. Anschließend wurden die herausgearbeiteten Textbestandteile in Kategorien geordnet. In den Kategorien wurden Kernaussagen festgehalten und Beschreibungen formuliert. Dadurch wird die Analyse der Befragungsergebnisse transparent und nachvollziehbar (vgl. Gamsjäger/Langer 2013:20f).

Anhand von Ankerbeispielen mit den dazugehörigen Belegzeilenangaben wurden die Kernaussagen der befragten Mitarbeiter herausgearbeitet. Dabei ist deutlich geworden, dass einzelne Aussagen mehrfach von verschiedenen Befragten erwähnt wurden. Augenfällig war besonders der Bereich der Arbeitszeit. Für alle der Befragten waren Aspekte der geregelten Arbeitszeit, der verlässlichen Pausenregelung und einer angebotenen Teilzeitmöglichkeit sehr wichtig.

Die nachfolgende Tabelle zeigt das Kategoriesystem der sechs durchgeführten Interviews.

Tabelle 3: Kategoriesystem der Interviewanalyse

Haupt-kategorie		Unter-kategorie	Beschrei-bung	Ankerbeispiel	MA
1.	Arbeits-zeit	Dienstplan-gestaltung	Pausenre-gelung	- verlässliche, längere Pausen - Pauseneinhaltung	MA 3 MA 4 MA 4 MA 3
			Geregelte Arbeitszeit	- geregelte Arbeitszeiten - keine Überstunden	MA 5 MA 4 MA 1
			geregeltes Frei	- nicht aus dem Frei holen - nicht so viele Tage durcharbeiten - keine Wochenendarbeit - kein Schichtdienst - kein Schaukeldienst - keine Nachtdienstarbeit	MA 4 MA 1 MA 4 MA 5 MA 5 MA 5 MA 4 MA 2 MA 1
		vertragl. ArbZ	Stunden-reduktion	- wenig Tage die Woche arbeiten - Stundenreduktion ermöglichen - habe Arbeitszeit reduziert	MA 3 MA 1 MA 3 MA 3
			Teilzeitar-beitsplätze	- Teilzeit für Ältere - Frühberentung möglich machen bzw. Altersteilzeit	MA 1 MA 3
			Altersteil-zeit		
2.	Arbeits-beziehun-gen	Kommuni-kation	Sprache	- Plattdeutschkenntnisse kommen an	MA 2
		Zusam-men-arbeit im Team	mehr kolle-giale Zu-sammenar-beit	- nicht alle mit Doku beschäftigen - abgeben an Kollegen	MA 2 MA 3 MA 5
			altersge-mischte Teams	- Durchmischung Jung und Alt	MA 4 MA 5
		Zusam-men-arbeit mit ande-ren Berufs-gruppen	Zusam-menarbeit mit den Ärzten	- anderes Standing - mehr Verständnis	MA 4 MA 5

		Arbeits-atmos-sphäre	Gutes Arbeitsklima	- familiäre Atmosphäre	MA 6
3.	Führung	Vorgesetz-ten-verhal-ten	Wertschätzung	- persönliche Begrüßung - Anerkennung der Leistung - mit GF sprechen	MA 2 MA 3 MA 4
		Einsatzplanung	individueller Aufgabenbereich	- Einsatzort mit MA abgesprochen - kein besonderes Amt - überschaubarer Arb.-Bereich	MA 4 MA 1 MA 5
			persönliche Gespräche	- Bedürfnisse erfragen - offenes Ohr haben - rechtzeitig mit MA Gespräche	MA 5 MA 6 MA 6
4.	Arbeits-tätigkeiten	Ablauf-organisation	direkter Patienten-kontakt	- Draußen arbeiten - lieber Draußen - lieber am Patienten	MA 2 MA 1 MA 6 MA 1
			Computer-tätigkeiten	- Entlastung vom Schreibtisch-dienst - Für Jüngere die Computerarbeit - keine Computer-Doku	MA 2 MA 1 MA 2
		Arbeitsergebnis	Einschätzungen/ Situations-beurteilung	- Situation durch Erfahrung anders bewertet - andere Schwerpunktsetzung	MA 6 MA 3 MA 4
		Arbeits-struktur	andere Arbeitsweise	- Ruhigeres Arbeiten	MA 3
			Veränderter Einsatz-bereich	- andere Arbeitsplätze anbieten	MA 5
5.	Fort- & Weiter-bildung	Angebote	Motivierende FB-Angebote	- mehr Angebote für jüngere MA	MA 3
			Abgestimmt für Ältere	- genau passend hinschauen - brauche nichts Neues lernen - nicht so viel Neues	MA 3 MA 1 MA 1
			Resilienz-FB	- FB auf jeden Fall - Abgrenzungen schaffen	MA 5 MA 5
			Schulungen	- Pat. Mobilisation	MA 6
6.	Gesund-heits-ma-nagement	Gesund-heits-för-derung	Angebote	-Schwimmhallen- karten	MA 3

			Programme	- Konzentration fördern	MA 5
		Gesundheits-zustand		-abnehmende Konzentration	MA 2
		Gesundheits-prävention	Präventive Angebote	- Fitnessraum - Krankengymnastik - Rückenschule - Fitnessprogramme - ein paar Kurse	MA 4 MA 5 MA 1
7.	Stellenplan	Personalbesetzung	Ausreichend Personal	- mehr Personal - mehr Zeit für den Patienten	MA 4 MA 1 MA 2
8.	Arbeitsumgebung	Räumliche Struktur	Bessere Räume	- ruhigere und mehr Räume	MA 4
			geringer Lärmpegel	- keine Störung im Arbeitsraum	MA 2
		Ausstattung	Hilfsmittel	- mehr Hilfsmittel - Hilfsmittel für Rückenschonendes Arbeiten	MA 5 MA 6 MA 6
			Betten	- mehr Elektrobetten	
9.	Personalbindung	Innerbetriebliche Maß-ahmen	Gemeinschaftsveranstaltungen	- „Angeln" - Betriebsausflüge	MA 3
			Lob & Anerkennungsmanagement	- Gutscheine sind persönliche Wertschätzung - Mitspracherecht	MA 3 MA 6

6 Diskussion und Interpretation der Ergebnisse

Ausgangslage der vorliegenden Arbeit war die Aufgabe, herauszuarbeiten welche Wünsche und Bedürfnisse Mitarbeiter über 50 haben, um bis zum Rentenalter erwerbstätig bleiben zu können. Aus sechs durchgeführten Interviews mit Pflegekräften, die zu dieser Altersklasse gehören, wurden mehrere Kernaussagen herausgearbeitet. Diese belegen zum einen die wichtigsten Veränderungen bei den älteren Mitarbeitern, sei es die körperlichen Merkmale oder auch die Verhaltensveränderungen. Zum anderen widerlegen die Aussagen die bestehenden Vorurteile der jüngeren Kollegen.

In einigen Aussagen der befragten Personen gab es Übereinstimmungen, so dass bei der Analyse eine besondere Wertigkeit dieser Aspekte festgestellt werden konnte. Z.B. ist die Arbeitszeitgestaltung bei allen befragten Personen, der wichtigste Aspekt, der bei der Einsatzplanung der älteren Mitarbeiter beachtet werden sollte. Hervorzuheben ist, dass bei den Befragten mehrmals der Wunsch geäußert wurde, die Arbeitszeit reduzieren zu wollen, sofern dies betrieblich möglich ist. Einige der Befragten haben dies in der nahen Vergangenheit auch bereits getan. Ein Mitarbeiter äußerte den Wunsch, dass die Altersteilzeit wieder eingeführt werden sollte.

Besonders wichtig ist die Dienstplangestaltung. Fast alle der Befragten gaben den Wunsch nach geregelten Arbeitszeiten, verlässlichen Pausen und konsequenter Freizeitplanung an. Es ist deutlich geworden, dass besonders ältere Mitarbeiter eine verlässliche Freizeitphase benötigen, um sich regenerieren zu können.

Des Weiteren ist die Freistellung vom Nachtdienst gewünscht. Ebenso wurde der Wunsch geäußert, keinen Schichtdienst und keine Wochenenddienste mehr machen zu müssen, da diese als belastend empfunden werden.

Zur Kategorie der Arbeitsbeziehungen wünschten sich die Befragten altersgemischte Teams, in denen kollegial zusammengearbeitet wird und die Arbeitstätigkeiten und Aufgaben nach Wunsch und Können untereinander abgesprochen werden. Belastende Tätigkeiten könnten auf diese Art und Weise aufgeteilt werden. Deutlich wurde, dass der stetig zunehmende Dokumentationszwang als belastend empfunden wird, besonders in Kombination mit einer EDV-gestützten Dokumentation. Vier der befragten Pflegekräfte wünschen sich, dass die Computerdokumentation an die jüngeren Mitarbeiter abgegeben werden kann.

Eine interviewte Mitarbeiterin verwies auf ein besseres Standing als „ältere Pflegekraft“ hin. Dieses macht sich besonders in der Kommunikation mit dem ärztlichen Dienst bemerkbar und scheint die Kommunikation zu erleichtern.

Für ältere Mitarbeiter ist zudem eine familiäre, kollegiale Arbeitsatmosphäre für das Wohlbefinden sehr wichtig.

Das Führungsverhalten der Vorgesetzten ist ein weiterer wichtiger Punkt. Ein wertschätzender Umgangston, die Wahrnehmung und die Anerkennung für die in den Jahren gezeigte Arbeitsleistung und das persönliche Wort durch die obersten Führungskräfte sind für die Mitarbeiter ein weiteres wichtiges Element. Es ist offenkundig, dass die älteren Mitarbeiter sich das persönliche Gespräch mit dem Vorgesetzten wünschen, bei dem die Wünsche und Bedürfnisse erfragt werden. Dabei könnte auch das Gespräch auf einen speziellen Arbeitseinsatzort kommen, an dem der ältere Mitarbeiter seine Arbeitskraft gewinnbringend und zufriedenstellend einbringen kann. Dieser Arbeitsplatz sollte überschaubar sein, damit der Mitarbeiter nicht überfordert wird.

Wichtig ist auch zu erwähnen, dass mehrere Personen den Wunsch nach einem persönlichen Gespräch mit der PDL gewünscht haben, zur individuellen Vorbereitung auf die anstehende letzte Arbeitszeitphase. Dieses Gespräch sollte frühzeitig erfolgen, damit dann noch Handlungsfreiraum besteht. In diesem Zusammenhang wurde noch ein wichtiger Hinweis gegeben. Ältere Pflegekräfte haben mitunter eine falsche Selbsteinschätzung und gestehen es sich nicht ein, nicht mehr so leistungsfähig zu sein wie früher. Hier sollte die Führungskraft sehr sensibel und vertrauensvoll das Thema ansprechen.

Im Bezug auf die Arbeitstätigkeiten wünschen sich die älteren Mitarbeiter einen individuellen Freiraum. D.h. sie möchten die Tätigkeiten ausüben, die sie noch können und gerne machen. Dabei lassen sie den Jüngeren, besonders im Hinblick auf den technischen Fortschritt, gerne den Vorrang. Aus den durchgeführten Interviews ist auch deutlich geworden, dass die umfassende durchzuführende Dokumentation und Computertätigkeiten belastend empfunden werden. Mehrere Personen gaben an, lieber am Patienten zu arbeiten und erhoffen sich, dafür einen Freiraum zu erhalten. Im Bereich der Arbeitstätigkeiten wurde auch erwähnt, dass ältere Pflegepersonen Situationen häufig anders einschätzen als die jüngeren Kollegen. Dadurch werden andere Schwerpunkte bei der Arbeitseinteilung gesetzt, die im Gesamtbild zu einem anderen Arbeitsergebnis führen. Dies ist durchaus positiv zu bewerten, da es aufzeigt, dass eine unterschiedliche Herangehensweise gleichermaßen das Ziel erbringen kann, Patienten optimal zu pflegen. Den Mitarbeitern muss nur der Freiraum dazu gegeben werden.

Ältere Mitarbeiter bevorzugen ein ruhiges Arbeiten, ohne Hektik. Sie sind aus diesem Grunde auch bereit ihren Einsatzort zu wechseln, um in einer ruhigeren Atmosphäre arbeiten zu können. Die Führungskraft sollte entsprechende Arbeitsplätze zur Verfügung stellen und auf Wunsch des Mitarbeiters einen Wechsel, bzw. eine Umsetzung dorthin anbieten.

Zur Kategorie der Fort- und Weiterbildung ergaben die Interviews, dass die Bildungsangebote auf die Bedürfnisse der älteren Mitarbeiter abgestimmt sein sollten und mit ihnen abgesprochen werden müssen. Ein besonderes Weiterbildungsbedürfnis wurde nicht geäußert. Eine allgemeine Fortbildungsbereitschaft ist jedoch festzustellen. Dadurch wird das Vorurteil widerlegt, dass bei älteren Mitarbeitern eine geringere Lernmotivation vorliegt und kein Wille vorhanden ist, sich fortzubilden. Eine der interviewten Personen gab an, dass sie sich Fortbildungsangebote wünscht, die auf ältere Personen abgestimmt sind und körperliche Beeinträchtigungen aufgreifen, wie z.B. eine Fortbildung zur Stärkung der Konzentrationsfähigkeit. Auch sollte ein Angebot an Schulungen in der Anwendung von Pflegehilfsmitteln angeboten werden, mit Übungen zum rückenschonenden Arbeiten. Von mehreren der befragten Personen wurde der Hinweis gegeben, dass doch körperliche Einschränkungen bestehen und die körperliche Leistungsfähigkeit nachgelassen hat. Dafür werden Schulungen und Fortbildungen gewünscht.

Ebenso wünschen sich die Interviewten Angebote des Gesundheitsmanagements. Zum Beispiel wünschen sich einige der Befragten einen Fitnessraum, ein Angebot von Fitnessprogrammen und eine Rückenschule Durch diese Aussage wird die Annahme bestätigt, dass ältere Pflegende durchaus bereit sind, für ihre Gesundheit etwas zu tun, sowohl zur Prävention als auch um den Gesundheitszustand zu verbessern. Zwei der Befragten gaben jedoch auch den Hinweis, dass sie nicht sicher sind, ob die Angebote auch angenommen werden, da diese außerhalb der Dienstzeit stattfinden und jeder in der Regel schnell den Nachhauseweg antreten möchte, wenn die Arbeitszeit beendet ist.

Einige der Befragten machten Hinweise zur Arbeitsumgebung. Lärm wird zunehmend als Belastung empfunden und bereitet Konzentrationsschwierigkeiten. Räumliche Enge wird ebenfalls als belastend gefunden, besonders in den Dienstzimmern, in denen sich meist mehrere Personen gleichzeitig aufhalten und der Lärmpegel entsprechend hoch ist. Somit wurde der Wunsch nach größeren, besseren Räumen mit lärmreduzierenden Maßnahmen geäußert. Geeignet dazu sind Raumtrenner in den Dienstzimmern und eine Ausstattung mit Lärmschutzdecken.

Die Arbeitsplätze sollten mit genügend Hilfsmitteln ausgestattet sein, um z.B. rückenbelastenden Arbeiten vorzubeugen. Konkret wurde eine großzügige Ausstattung mit Elektrobetten geäußert, die die Patientenmobilisation deutlich erleichtern.

Der allgemein vorherrschende Personalmangel in der Pflege wird als zunehmendes Problem beschrieben. Es ist nicht ausreichend Personal in den Schichten eingesetzt, um mit mehr Zeit die Patienten zufriedenstellend pflegen zu können. Dieser Aspekt wurde von drei befragten Mitarbeitern erwähnt.

Die Interviews zeigten ebenfalls auf, dass es sehr wichtig ist, dass im Betrieb Maßnahmen zur Personalbindung durchgeführt werden, die im Ergebnis die altersdurchmischten Teams zusammenschweißen und das Gemeinschaftsgefühl stärken. Als Beispiele dafür wurde die Organisation von Betriebsausflügen, Angeltagen und Weihnachtsfeiern genannt.

Die Ergebnisse der durchgeführten Interviews zeigen auf, dass es diverse Handlungsempfehlungen für das Management gibt. Diese werden in den folgenden Kapiteln herausgearbeitet und beschrieben.

7 Empfehlungen für den Einsatzbereich Pflege

Den Vorurteilen begegnet man am besten, indem das Management einen Rahmen schafft, in dem Alte und Junge sich kennenlernen und voneinander profitieren. Alt und Jung sollten es gewohnt sein, miteinander zu arbeiten, ohne von der eigenen Generation abgeschnitten zu sein. Altersgemischte Teams sind daher der einfachste Weg, um den gegenseitigen Austausch zu ermöglichen.

Für das Management im Krankenhaus können mehrere Empfehlungen ausgesprochen werden. Diese sind im Rahmen dieser Arbeit für den Einsatzbereich der Pflege vorgesehen. Einige Vorschläge können allerdings durchaus auch auf andere Berufsgruppen und Bereiche im Krankenhaus angewendet werden.

7.1 Empfehlung 1: Arbeitszeitgestaltung beachten

Schicht- und Nachtarbeit, wie sie in Pflegeberufen üblich sind, bringen gesundheitliche Nachteile mit sich. Davon sind sowohl die jungen, als auch die älteren Mitarbeiter betroffen, wenn auch nicht im gleichen Maße. Besonders ist eine körperliche Belastung durch den Schichtdienst gegeben. Auf das Ableisten von Nachtdiensten, sollte auf Wunsch des älteren Mitarbeiters verzichtet werden (vgl. Zisgen 2005:66).

Auf die Bedürfnisse älterer Mitarbeiter kann durch unterschiedliche Maßnahmen reagiert werden, z.B. durch die Anpassung der Arbeitszeiten. Zu nennen wären kurzfristige Maßnahmen, wie z. B. eine Verkürzung von Schichten mit Berücksichtigung von Freitagen in langen Arbeitsblöcken. Dadurch wird ein langes Durcharbeiten vermieden. Nach längerem Arbeiten am Stück sollte für den Mitarbeiter eine längere zusammenhängende Freizeitphase eingeplant werden.

Bei der Arbeitszeitgestaltung gibt es auch langfristigen Maßnahmen die ergriffen werden können. Zu nennen ist z.B. eine flexible Verteilung von Arbeitszeiten über den Erwerbsverlauf bis hin zum Rentenbeginn. Beispiele hierfür sind: eine bedürfnisorientierte Teilzeitarbeit einführen, die Einführung von Arbeitszeitkonten und Wahlarbeitszeiten nach Wunsch des Mitarbeiters (vgl. Berger/Zimber 2004:116).

Sinnvoll bei der Arbeitszeitgestaltung mitarbeiterfreundliche Arbeitszeitmodelle, die individuell mit dem betroffenen Mitarbeiter abgesprochen wurden (vgl. INQA 2010: 31f). Dafür sind jährlich durchzuführende MA-Jahresgespräche geeignet.

Die folgende Tabelle liefert eine Übersicht von Möglichkeiten zur Anpassung der Arbeitszeit.

Tabelle 4: Möglichkeiten der Arbeitszeitanpassung

Kurzfristige Maßnahmen	Langfristige Maßnahmen
Ermöglichen von ausschließlichen Früh- bzw. Spätdiensten	Flexibilisierung der Arbeitszeit
Befreiung von Nachtdiensten	Einführung von Arbeitszeitkonten
Verkürzung von Schichten	Angebote der Teilzeit unterbreiten
Vermeidung von langem Durcharbeiten durch Planung von kurzen „Freitagen" dazwischen	Einhaltung von einmal aufgestellten Schichtplänen
Kein Arbeiten unter Zeitdruck	Sabbaticals einplanen
Nach Arbeitsblöcken genügend Zeit zur Erholung planen, möglichst zusammenhängende Tage planen	Langzeitarbeitskonten, bei denen geleistete Mehrarbeit „en bloc" ausgegeben werden kann
Konsequentes Einhalten von Arbeitspausen	Ampelkontenmodelle einführen
Nach Belastungsspitzen, Mikropausen machen	Arbeitszuschnitte planen

7.2 Empfehlung 2: Gesundheitsbewusstsein stärken

Bei gesunden Menschen soll langfristig ein Auftreten von Krankheiten verhindert werden. Ältere Mitarbeiter haben bekanntermaßen körperliche Beeinträchtigungen. Bei diesen Personen, bei denen gesundheitliche Risikofaktoren bestehen und eine Krankheit ausbrechen könnte, sollte präventiv agiert werden. Zudem sollte das Gesundheitsbewusstsein der Mitarbeiter verbessert werden. Die Angebote haben das Ziel die älteren Mitarbeiter zu sensibilisieren und zu motivieren, etwas für sich und die Gesundheit zu tun (vgl. Weber 2005:9ff). Beispielhaft zu nennen wären Ernährungsseminare, Gesundheitszirkel und Kurse zur Stressbewältigung.

Zum Arbeitserhalt der älteren Mitarbeiter sind psychische und physische Unterstützungsangebote anzubieten. Empfohlen werden z. B. neben Burnoutkursen, Seminaren zur progressiven Muskelentspannung und der „Rückenschule" auch praktische Anleitungen für den Arbeitsalltag. Schulungen im Umgang mit Liftern und die Anwendung von Lagerungstechniken oder Kinästhetik-Kurse, haben ebenfalls das Ziel körperliche Belastungen zu reduzieren (vgl. Hornung 2013:124).

Beratungsangebote, wie z. B. Suchtberatung, Raucherentwöhnungskurse und spezielle Vorsorgetage (Thema „Diabetes" oder „Brustkrebs") runden das Angebot an Präventionsmaßnahmen ab.

Die folgende Tabelle zeigt eine Reihe von präventiven Angeboten, zur Förderung des Gesundheitsbewusstseins und Maßnahmen des Gesundheitsschutzes.

Tabelle 5: Angebote zur Stärkung des Gesundheitsbewusstseins

Gesundheitsbewusstsein fördern	Gesundheitsschutz & Präventionsangebote
Gesundheitszirkel anbieten	Medizinisch abgestimmte Fitnessprogramme
Physiocheck, physiologische Untersuchungen	Ergonomische Arbeitsplatzgestaltung
Ernährungsseminare	Hebearbeiten vermeiden (schwere Patienten); Hilfsmittel bereit stellen
„Der tägliche Apfel"	Rückenschule
Beachtung von Wegstrecken, also der Bewältigung größerer Distanzen zu Fuß	Suchtprävenstions- und Raucherentwöhnungskurse
Herz- Kreislaufaktionen zur Aufdeckung von Risikofaktoren	Rheumasport für Mitarbeiter mit Gelenkproblemen
Möglichkeit Pausen einzuhalten in attraktiven Pausenräumen	Burnout-Kurse

7.3 Empfehlung 3: Bereich Qualifikation und Weiterbildung

Ältere Mitarbeiter müssen ihre Wissensstände pflegen und sollten auch neue Qualifikationen erlernen können, um nicht aufs Abstellgleis geschoben zu werden und um mit den vielfältigen Entwicklungen in der Pflege Schritt halten zu können.

Da der individuelle Lern- und Weiterbildungsbedarf jedoch sehr unterschiedlich bei den Mitarbeitern ist, sollten individuelle Beratungsgespräche zu Wünschen und Vorstellungen hinsichtlich der beruflichen Weiterentwicklung geführt werden (vgl. Hug 2017:13f).

Die Pflegedienstleitung nimmt bei der Planung der Qualifizierungs- und Weiterbildungsangebote eine wichtige Rolle ein und sollte auf folgende Aspekte achten:

- Bedarfsorientierte Fortbildungen intern und extern planen
- Betriebsinterne Weiterbildungsberatung einführen

- Altersgerechte Qualifizierungsangebote anbieten
- Flexibles „Lerntempo“ für Lernentwöhnte vorgeben
- Zeitliche Spielräume zum Lernen geben

Wichtig ist fortwährend die Rückkopplung zum Mitarbeiter, so dass der individuelle Lernbedarf und das Lerntempo reflektiert werden kann und ggf. Anpassungen vorgenommen werden können.

Inhaltlich stehen diverse Weiterbildungsmaßnahmen zur Verfügung, die in der folgenden Tabelle kurz gegenübergestellt werden:

Tabelle 6: Maßnahmen zur Qualifizierung/Weiterbildung älterer Mitarbeiter

Altersgerechte Qualifizierungsangebote	Begleitende Maßnahmen
Erhalt/Ausbau/Training der beruflichen Kompetenzen	Besuch von Seminaren
Teilnahme an Herstellereinweisungen	Supervision
Computerkurse	Coaching
Trainings on the Job	Beratungskompetenzen stärken

7.4 Empfehlung 4: Weitergabe des Erfahrungswissens

Ältere Mitarbeiter sehen sich als Fachleute mit langjähriger Erfahrung und möchten dafür respektiert und wertgeschätzt werden. Sie können sehr empfindlich darauf reagieren, wenn die jüngeren Kollegen sie auf das Abstellgleis schieben wollen. Älteren Mitarbeitern sollte deshalb die Chance gegeben werden, ihr Wissen und ihre Erfahrungen weitergeben zu können. Die jüngeren Kollegen könnten vom „alten Hasen“ eventuell sogar gecoacht werden, z.B. im Umgang mit schwierigen Patienten oder in anderen schwierigen Pflegesituationen (vgl. Kohfink 2015:2).

Wenn ältere Mitarbeiter als Paten oder Mentoren eingesetzt werden, dann ist dies eine Möglichkeit für sie, ihr Wissen weiterzugeben. Zudem wird dadurch deutlich gemacht, dass man die älteren Mitarbeiter wertschätzt. Die jüngeren Mitarbeiter bringen dagegen meist einen aktuelleren Wissensstand mit, so dass durch den gegenseitigen Erfahrungsaustausch beide Seiten profitieren können und sich echte Synergien einstellen können (vgl. Urban 2015:2).

Die Einführung einer „Kollegialen Beratung" kann ein weiteres Beispiel sein, wie ein „von einander Lernen" auf den Weg gebracht werden kann (vgl. Hedden/ Klein 2006:40).

Die Weitergabe von Erfahrungswissen gelingt dann, wenn in altersgemischten Teams gearbeitet wird. Aus diesem Grunde ist es ratsam, regelmäßig eine Altersstrukturanalyse in den jeweiligen Arbeitsbereichen vorzunehmen und ggf. auch Umsetzungen zu planen, um altersgemischte Teams zu bilden (vgl. Hurlehaus 2014:1f).

Spezielle Teamtrainings oder Teamentwicklungsmaßnahmen für altersgemischte Teams führen nicht nur dazu, dass geeignete Aufgaben und Rollen der einzelnen Teammitglieder definiert werden. Diese sind auch förderlich für ein gutes Arbeitsklima (vgl. Urban 2015:2). Es ist jedoch zu beachten, dass vollkommende Spezialisierungen innerhalb der Teams vermieden werden. Es ist eine Mischung der Tätigkeiten zu beachten, bei denen sich die Teammitglieder innerhalb der Prioritäten bewegen (vgl. Zisgen 2005:66f).

Den älteren Mitarbeitern sollte eine Teilnahme an Arbeits- bzw. Projektgruppen ermöglicht werden, in der das Wissen weitergegeben werden kann. Ein gemeinsam besuchter Workshop führt zum gegenseitigen Verständnis und ermöglicht die Erarbeitung von altersgruppenspezifischen Lösungsmöglichkeiten. Es müssen zudem auch Anwendungsmöglichkeiten für das extern erworbene Wissen gegeben werden (vgl. Hug 2016: 10f).

Eine weitere Möglichkeit zur Weitergabe von Erfahrungswissen ist das Angebot der Teilnahme an Traineeprogrammen. Der Effekt, auf diese Art und Weise voneinander zu lernen, ist nicht zu vernachlässigen.

Tabelle 7: Maßnahmen zur Weitergabe von Erfahrungswissen

Maßnahmen allgemein	Mögliche Arbeitskarrieren
Arbeiten in altersgemischten Teams	Gemeinsame Workshops
Mischung der Arbeitstätigkeiten	Teilnahme an Arbeitsgruppen
Rollendefinition	Projektarbeit
Kollegiale Beratung	Traineeprogramme

8 Ausblick auf die Zukunft

Ältere Mitarbeiter sollen bis zum Rentenalter erwerbstätig bleiben. Somit müssen Arbeitsbedingungen geschaffen werden, die es den älteren Pflegekräften erlauben, länger im Beruf tätig zu bleiben. Es muss nach Lösungen gesucht werden, wie ältere Beschäftigte auf Dauer leistungsfähig bleiben.

Als Führungskraft muss man die Mitarbeitermotivation stärken. Ältere Mitarbeiter sind nicht weniger, sondern *anders* motiviert (vgl. v. Reibnitz 2015:21). Im Sinne der Gleichbehandlung sollte man den älteren Mitarbeitern keine Sonderrolle zumuten, denn dies könnte zur Ausgrenzung und Diskriminierung führen. Zuverlässige ältere Arbeitnehmer sollten weiterhin selbstständig arbeiten. Ihnen ist besonders wichtig, einen Entscheidungsspielraum zu haben und einen Sinn in der Arbeit finden. Eine verletzende „Aufsicht" und falschverstandene Kontrolle sollte vermieden werden.

Ältere Mitarbeiter, die jedoch nicht so pflichtbewusst arbeiten, bedürfen einer engeren Führung und müssen konsequent begleitet und kontrolliert werden (vgl. Kohfink 2015:1f).

Systematisch geführte Gespräche zur beruflichen Zukunft und zur Klärung ob eine individuelle Förderung von Nöten ist, sollten ein fester Bestand sein in der Führung von älteren Mitarbeitern sein. Empfohlen wird, diese Gespräche erstmalig bei Mitarbeitern zwischen 40 und 45 Jahre zu führen (vgl. v. Reibnitz 2010:23).

9 Zusammenfassung

Die eingeschränkte Leistungsfähigkeit älterer Pflegekräfte sollte nicht als Belastung sondern als nützliche Ressource wahrgenommen werden. Ein Umdenken ist erforderlich, um die spezifischen Kompetenzen, über die ältere Pflegekräfte verfügen, besser eingebunden zu bekommen.

Zu Beginn dieser Arbeit wurde kurz die Ausgangslage der demografischen Entwicklung beim Pflegepersonal beschrieben. Um sich in das Thema hineinzufinden, wurden nach einer umfassenden Literaturrecherche dabei zunächst die wichtigsten Merkmale und Eigenschaften älterer Mitarbeiter beschrieben. Dabei wurde auch auf die Vorurteile der jüngeren Kollegen eingegangen. Anschließend wurde mit dem methodischen Teil, inklusive Erläuterung zur Studie, fortgefahren.

Die Form des leitfadengestützten Interviews ermöglichte einen Blick auf verschiedene Bereiche, die beachtet werden müssen, z.B. den Bereich der Arbeitszeitgestaltung, der Zusammenarbeit im Team, der Bereich der Führung, der Bereich der Qualifikation und Weiterbildung und der Bereich des Gesundheitsmanagements. Ein mit einem Interviewleitfaden durchgeführtes standardisiertes Interview mit sechs Pflegekräften der Klinik P. brachte interessante Erkenntnisse, die zum einen die vorher recherchierten Veränderungen und Verhalten älterer Mitarbeiter bestätigten, zum anderen aber auch die vorher beschriebenen Vorurteile widerlegten. Die Auswertung und Darstellung der Ergebnisse gewährten einen vielfältigen Einblick auf die tatsächlichen Wünsche und Bedürfnisse älterer Mitarbeiter in der Pflege. Die Forschungsfrage *Welche Wünsche und Bedürfnisse haben über 50-jährige Mitarbeiter in der Pflege?* Konnte durch die durchgeführten Interviews geklärt werden.

Die Auswertung der Interviews gab viele Anregungen und Handlungsempfehlungen. Somit konnte auch die zweite Forschungsfrage *Welche konkreten Handlungsempfehlungen ergeben sich daraus für das Management?* Beantwortet werden. Es ist deutlich geworden, dass die Führungskraft in vielen Bereichen tätig werden muss.

Zum Schluss kann somit festgehalten werden, dass im Rahmen der durchgeführten Interviews, die Pflegedienstleitung der Klinik P. (die Autorin) wertvolle Anregungen erhalten hat. Mit den Informationen aus den Interviews und den daraus gewonnen Erkenntnissen zu den Bedürfnissen und Wünschen ihrer älteren Mitarbeiter, kann die PDL der Klinik P. in Zukunft gezielter tätig werden. Ein erster Schritt dazu wird sein, dass mit allen Mitarbeitern die über 53 Jahre alt sind,

Entwicklungs-Jahresgespräche geführt werden, um die individuellen Bedürfnisse dieser Altersgruppe zu erfragen.

Literaturverzeichnis

Aschemann-Pilshofer, B.; Premsberger, E. (2001): Wie erstelle ich einen Fragebogen?. In: Wissenschaftsladen Graz, 2. Auflage: 4-29 http://www-gewi.kfunigraz.ac.at/wila/ [Stand: 03.08.2016].

Becher, C.; Berblinger, S.; Bürkle, T.; Knözer, M. (2010): Die Integration älterer Arbeitnehmer als wichtiges Element einer perspektivischen Personalpolitik. In: Fokus 50+, Frankfurt 4-9.

Bechtel, P.; Smerdka-Arhelger, A. (2012): Pflege im Wandel gestalten – eine Führungsaufgabe. Berlin, Heidelberg: Springer-Verlag: 92-99.

Berger G.; Zimber, A. (2014): Alter(n)sgerechte Arbeitsplätze in der Altenpflege. In: Publikation Kiel, Heidelberg www.forschungsnetzwerk.at/.../alternsgerechte_arbeitsplaetze_altenhilfe_1_equal.pdf...[Stand: 03.03.2017].

Beurer, M. (2010): Vom Rentner-on-the-Job zum Senior Professional – auf älter werdende Belegschaften im Krankenhaus gezielt reagieren. In: Krankenhausmanagement. Strategien, Konzepte, Methoden:149-154.

Beywl, W.; Schepp-Winter, E. (2000): Zielgeführte Evaluation von Programmen: ein Leitfaden. Materialien zur Qualitätssicherung in der Kinder- und Jugendhilfe. In: BUNDESMINISTERIUM für Familie, Senioren, Frauen und Jugend. Heft Qs 29. September 2000.

Bossmann, U.; Schweitzer, J. (2013): Systemisches Demografiemanagement. Wiesbaden: Springer Fachmedizin.

Bräutigam, Ch.; Scharfenorth, K. (2011): Personalbindung und Personalgewinnung im Krankenhaus. Herausforderungen der Fachkräftesicherung in Pflege und Medizin. In: Krankenhausmanagement mit Zukunft: 296-307.

Debatin, J.F.; Ekkernkamp, A.; Schulte, B. (Hrsg.) (2010): Krankenhausmanagement. Strategien, Konzepte, Methoden. Berlin: Medizinische Wissenschaftliche Verlagsgesellschaft.

Fleck, M. (2010): 3P – Pflege Dich selbst! Gesundheitskompetenzen entwickeln. http://www.pflege-krankenhaus.de/Lebensphasengerechtes-arbeiten/modelle-im-ueberblick.html [Stand: 03.08.2016].

Gamsjäger, M.; Langer, R. (2013): Leitfadengestütztes Interview – Eine Anleitung für Schüler/innen. In: vwa.brgorg15.at/.../Leitfadengestütztes%20Interview_Eine%20Anleitung%20für%20... [Stand: 13.03.2017].

Girbig, S.; John, P.; Bauer, A. (2010): Folgen des demografischen Wandels im Pflegeberuf. In: MH Pflege, 25. Aktualisierung.

Hedden, I.; Klein, H. (2006): Das Wissen älterer Mitarbeiter nutzen. In: Häusliche Pflege, Hannover, Vincentz Verlag: Mai 2006: 38-40.

Heinzmann, R.; Gille, G. (2006): Brennpunkt Pflege. Ältere Arbeitnehmer/-innen in der Pflege. In: Broschüre der Bundeskonferenz der Pflegeorganisationen Kooperation von Ads und DBFK. Göttingen: 5-14.

Hornung, J. (2013): Nachhaltiges Personalmanagement in der Pflege. Das 5-Säulen-Konzept. Berlin, Heidelberg: Springer-Verlag.

Hug. J. (2017): Demographieorientiertes Personalmanagement. Ein Beruf für`s Leben? In: Heilberufe/Das Pflegemagazin, Heidelberg: Springer Verlag: Ausgabe 2017; 69: 10-14.

Hug, J. (2016): Älter werden mit Konzept. In: CNE Pflegemanagement, Stuttgart, New York: Georg Thieme Verlag: Ausgabe 03/2013: 10-13.

Hurlehaus, Th. (2014): Altersgerechtes Personalmanagement. http://www.pflege-krankenhaus.de/Lebensphasengerechtes-arbeiten/modelle-im-ueberblick.html [Stand: 03.08.2016].

INQA, Bundesanstalt für Arbeitsschutz und Arbeitsmedizin (2010): Fels in der Brandung. Ältere Beschäftigte im Pflegedienst. Berlin, Dortmund, Broschüre, pdf: 6-25.

Klamecker, M. (2012): Profis im Klassenzimmer – Gestaltung und Begleitung von Bildungsprozessen. Krems: Masterthesis.

Kofink, M.-W. (2015): Motivation älterer Mitarbeiter. In: Mitarbeitermotivation: Wie sie erfolgreich ihre Mitarbeiter motivieren. http://www.vorgesetzter.de/mitarbeitermotivation/motivationstechniken/motivation-de... [Stand: 20.02.2017].

Krins, Ch. (2013): Age Diverce Recruiting. In: Wirtschaftliche Implikationen des demografischen Wandels, Wiesbaden: Springer Gabler Verlag: 319-332.

Kromark, K. (2010): Älter werden im Pflegeberuf. In: IWAK-Tagung Ansätze der Berufsgenossenschaft für Gesundheitsdienst und Wohlfahrtspflege, Frankfurt.

Larsen, Ch.; Joost, A. (2010): Ältere Pflegekräfte im Beruf halten – betrieb-liche Ansätze und Strategien in der Altenpflege. www.pflegesoft.de/forum/index.php?action=dlattach;topic=2932.0;attach=2258. 1-5 [Stand: 20.02.2017].

Löffert, S.; Golisch, A. (2013): Alter(n)gerechten Arbeiten im Krankenhaus. https://www.dki.de/sites/default/files/publikation/alternsgerechtesarbeiten.pdf [Stand: 03.08.2016].

Löhe, J. (2017): Angehörigenpflege neben Beruf. Koblenz, Siegen: Springer Verlag: 207-214.

Mayering, P. (2016): Einführung in die qualitative Sozialforschung. Weinheim, Basel: Belzverlag 5. Auflage: 140-152.

Müller, A. (2013): Kompetenzträger 50plus –Erwartungen älterer Mitarbei-ter. In: Wirtschaftliche Implikationen des demografischen Wandels: 461-476.

Pack, J.; Buck, H.; Kistler, E.; Mendius, H.; Morschhäuser, M.; Wolff, H. (2000): Zukunftsreport demografischer Wandel. In: Veröffentlichung bmb+f, Bonn: 14-25.

Reibnitz, Ch.v. (2010): Arbeitsbedingungen und Personalstrategien für ältere Mitarbeiter. In: Tagung IWAK 4.09.2010. 1-36.

Schulz, M.; Löhr, M. (2008): Arbeitsfähigkeit der Pflege im Krankenhaus muss erhalten werden. In: BKK Gesundheitsreport 12/2008, Essen: 660-665).

Stanslowski, J. (2015): Arbeitsfähigkeit älterer Mitarbeiter. 50 plus X. In: f&w führen und wirtschaften im Krankenhaus, Melsungen: Bibliomed Verlag, Ausgabe 12/2015: 1072-1075.

Statistisches Bundesamt (2016): Gesundheitspersonal. https://www.destatis.de/ DE/ZahlenFakten/GesellschaftStaat/Gesundheit/Gesundheitspersonal/ Gesundheitspersonal.html [Stand: 15.12.2016].

Tomenendal, M. (2013): Zur Effektivität alternsgemischter Teams. In: Wirtschaftliche Implikationen des demografischen Wandels, Wiesbaden: Springer Gabler Verlag: 433-442.

Urban, A. (2015): Demografischer Wandel: Ältere Mitarbeiter sind für einen ambulanten Pflegedienst ein großer Gewinn. In pdl-konkret ambulant: www.pdl-konkret.de/ms2/tipps-fuer-pdl-demografischer-wandel.html?bid=m [Stand: 20.02.2017].

Weber, Th. (2005): Gesund älter werden im Betrieb. In: Dokumentation der Fachveranstaltungen der RKW Arbeitskreis, Wiesbaden: 9-26.

Zisgen, A. (2005): Motivierende Arbeitsstrukturen für ältere Mitarbeiter. In: Dokumentation der Fachveranstaltungen der RKW Arbeitskreis, Frankenthal: 63-68.

Anlagen

Anlage 1:

Interviewleitfaden

Befragter:			
Interviewer:			
Datum:			
Beginn:		**Ende:**	

Einführung
Begrüßung und Vorstellung:
➢ Heute werde ich mit Ihnen ein Interview durchführen.
➢ Bei der Befragung von älteren bei und in der Klinik P. beschäftigten Pflegekräften geht es um: *„ Die Wünsche, Bedürfnisse und Anforderungen an Pflegekräfte über 50 Jahre"*
➢ Sie wurde als Teilnehmer der Befragung ausgewählt, weil Sie zum benannten Personenkreis gehören und schon lange bei uns im Unternehmen arbeiten.
➢ Zunächst möchte ich Ihnen kurz den Ablauf des Interviews erklären.
Ablauf
➢ Ich werde Ihnen einige Fragen zur älteren Generation von Pflegekräften ü-50 stellen.
➢ Den Fragetext werde ich wörtlich, langsam vorlesen.
➢ Ich bitte Sie, während der Fragen „laut zu denken", auch wenn Sie eine Frage nicht verstanden haben.
➢ Alles was Sie sagen, selbst wenn Sie es für unwichtig halten, wird im Interview aufgenommen.
➢ Ab und zu werde ich Sie ermuntern weiter zu sprechen, falls Sie ins Stocken geraten.
➢ Es gibt nichts, was Sie falsch machen könnten.
Allgemeines
➢ Das Interview wird ca. 30 min. dauern
➢ Es wird mit einem Tonbandaufnahmegerät aufgezeichnet.
➢ Wenn Sie eine Pause benötigen, können wir gerne kurz unterbrechen. Sagen Sie dann bitte Bescheid.

➢ Am Ende der Befragung werde ich einige persönliche Daten von Ihnen notieren, z.B. Ihr Alter, Ihr Geschlecht und Ihre Abteilungszugehörigkeit.
➢ Anschließend bleibt noch Zeit, Ihre Anregungen aufzunehmen.
➢ Bitte unterschreiben Sie am Ende die Einverständniserklärung und Vertraulichkeitsvereinbarung
➢ Haben Sie Fragen?

Einwilligungserklärung &Vertraulichkeitsvereinbarung

Unterschrift:	
Datum:	

Anlage 2:

Interviewfragenbogen

Nr.	
1.	**Eröffnungsfrage**
1.1	Im Krankenhaus arbeiten unterschiedliche Generationen zusammen. Es gibt wahrnehmbare Unterschiede bezüglich der Einstellungen und Arbeitsweise. Nehmen Sie das auch wahr?
1.2	Beschrieben Sie die Unterschiede genauer.
2.	**Persönliche Fragen**
2.1	Wenn Sie an ältere Mitarbeiter in der Pflege denken, also an sich selbst, welche Eigenschaften finden für sich am zutreffendsten?
2.2	Was macht für Sie das Arbeiten in unserer Klinik attraktiv?
2.3	Wie schätzen Sie es ein, bis zum Eintritt in das Rentenalter so zu arbeiten, wie Sie es zur Zeit tun?
2.4	Nennen Sie Aufgaben, die Ihnen Schwierigkeiten bereiten.
3.	**Themen-/Problemfrage**
3.1	Was können Sie in Zukunft tun, um das Ziel, bis zur Rente so zu arbeiten, zu erreichen?
3.2	In welchen Bereichen sollte sich etwas ändern? Was sollte der Arbeitgeber tun?
3.3	Welche Themen/Bereiche sollten noch beachtet werden? Wo könnten Probleme auftreten?
4.	**Wünsche**
4.1	Was wünschen sie sich für die Zukunft?
4.2	Fantasie-Frage: Wie sehe für Sie der ideale Arbeitsplatz aus?

	Angaben zu Ihrer Person	
1.	Wann sind Sie geboren?	..............................Geburtsjahr
2.	Geschlecht?	Männlich ☐ Weiblich ☐
3.	In welcher Abteilung/auf welcher Station sind Sie eingesetzt? St. 3☐, St. 4 ☐, St. 5 ☐, St. 6 ☐, St. 7 ☐, OP/Anästhesie ☐, Intensiv ☐, ZA☐	
4.	Wie ist Ihr Beschäftigtenstatus?	Vollzeitbeschäftigt ☐ Teilzeitbeschäftigt ☐ mit................. Stunden
5.	Wie lange sind Sie bei uns beschäftigt?	.... Jahre

Vielen Dank an der Teilnahme an diesem Interview!

Platz für Notizen, Anregungen und Fragen:

Anlage 3: Transkription MA 1

Personen:

Interviewerin: Stephanie U.

Interviewter: Kpf H. B.

Der Interviewte ist männlich und ist 59 Jahre alt. Er arbeitet seit 31 Jahren in der Klinik P., davon 21 Jahre auf einer internistischen Station mit 25 Betten. Herr B. arbeitet seit fünf Jahren in Teilzeit mit einer wöchentlichen Arbeitszeit von 36,65 Stunden. Davor hat er in Vollzeit gearbeitet.

Abkürzungen:

S: Stephanie U.

H: Herr H. B.

*: längere Pause

Ort: Die Aufnahme des Gespräches wurde in der Klinik P. im kleinen Besprechungsraum angefertigt.

Datum: 27.02.2017

Dauer: 14 min.

Beginn: -

S: Im Krankenhaus arbeiten unterschiedliche Generationen zusammen. Es gibt wahrnehmbare Unterschiede bezüglich der Einstellungen und Arbeitsweise. Nehmen Sie das auch wahr?

H: *ja das kann man wohl sagen. Hab ja schon ne Menge junge Schwestern erlebt. Die können viel besser mit´n Computer. Sind aber auch oft krank. Das fällt auf!

S: Können Sie die Unterschiede genauer beschreiben?.

H: Na, die legen sich beim kleinsten Pieps ins Bett. Haben mehr Fehlzeiten als wir Alten.

S: Und wie meinten Sie das mit dem Computer?

H: Die machen gern` die Doku und all das Neue mit dem PC. * Für mich ist das nichts! Ich arbeite viel lieber draußen.

S: Ich möchte einige persönliche Fragen an Sie stellen. Wenn Sie an ältere Mitarbeiter in der Pflege denken, also an sich selbst, welche Eigenschaften finden Sie für sich am zutreffensten?

H: Ich bin froh, wenn die mich meine Arbeit machen lassen. Wie gesagt, ich arbeite lieber draußen. Mit dem ganzen Dokugeschiss bin ich froh, wenn ich da nichts machen muss. Ich arbeite lieber am Patienten.

S: Was macht für Sie das Arbeiten in der Klinik P. attraktiv?

H: Oh – ich arbeite schon fast mein ganzen Leben hier. Ich bin mit der Klinik verwurzelt. Mh na ja, ich bin P.er, wohne hier und arbeite hier. Was anderes kam für mich nicht in Frage.

S: Wie schätzen Sie es ein, bis zum Eintritt in das Rentenalter so zu arbeiten, wie Sie es zur Zeit tun?

H: Na Sie wissen ja – ich habe vor ein paar Jahren reduziert. Damit komme ich ganz gut zurecht. Ich bekomme meine Dienste auch immer so wie ich es will, also kein Nachtdienst und so. Wenn ich mit dem ganzen neuen Kram in Ruhe gelassen werde, dann kann ich auch so weiter machen wie bisher.

S: Können Sie Aufgaben nennen, die Ihnen Schwierigkeiten bereiten.

H: Jo.- Alles was mit dem Computer zu tun hat. Zum Beispiel wenn wir jetzt die Wund-Doku mit dem Tablett-PC machen müssen. Das ist nicht für mich. Auch diese neuen Geräte, z.B. das mit der Heimatbeatmung – da bin ich froh, wenn das die anderen machen.

S: Nun noch zum eigentlichen Problem. Was können Sie selbst in Zukunft tun, um das Ziel, bis zur Rente so zu arbeiten, zu erreichen?

H: Nichts das ich wüsste. Wird schon so weiter geh`n. Hab`ja all die Jahre geschafft – da schaffe ich den Rest auch noch.

S: In welchen Bereichen sollte sich etwas ändern? Was meinen Sie sollte der Arbeitgeber tun?

H: Wenn`s nach mir ginge, sollte alles so bleiben wie es ist. Die lassen mich draußen arbeiten und ich muss mich um nichts weiter kümmern. Bloß nicht zu viel Neues! Und ein besonderes Amt will ich auch nicht. Am liebsten wäre es mir, wenn auch die Dienste so blei. ben wie sie sind. Das ist gut so. Mein Dienstplan ist ok.

S: Welche Themen/Bereiche sollten noch beachtet werden? Wo könnten Probleme auftreten?

H: Ach das wär schon gut, wenn wir mehr Personal hätten. Ich mein gerade wegen der Ausfallzeiten. Es ist nicht gut, wenn die Leute immer wieder aus dem Frei geholt werden. Die werden dann verheizt. Kein Wunder wenn alle krank werden. Tja und ansonsten * ein paar Kurse zum Gesundheitsmanagement wären toll. Aber dann müsste man da auch hingehen und ob das die Jungen tun? Ich weiß nich`*.

S: Nun zu Ihren Wünschen. Was wünschen sie sich für die Zukunft?

H: Ach – nichts besonders. Soll alles bleiben wie es ist.

S: Nun noch eine letzte Frage, eine Phantasiefrage: Wie sehe für Sie der ideale Arbeitsplatz aus?

H: So wie er hier ist. Ich mache meine Frühdienste. Kann draußen arbeiten. Werde mit dem ganzen Dokugeschiss in Ruhe gelassen. Brauche nicht einzuspringen wenn mal wieder Jemand krank ist und brauche nichts Neues zu lernen.

S: Haben sie noch weitere Anregungen oder Fragen?

H: Nö! Wüsste ich jetzt nicht.

S: Vielen Dank an der Teilnahme an diesem Interview und das Gespräch!

Anlage 4:Transkription MA 2

Personen:

Interviewerin: Stephanie U.

Interviewter: Kpf F. S.

Der Interviewte ist männlich und ist 66 Jahre alt. Er arbeitet seit 34 Jahren in der Klinik P., davon 30 Jahre auf einer Bauchchirurgischen Station mit 22 Betten. Herr S. arbeitet seit fünf Jahren in Teilzeit mit einer wöchentlichen Arbeitszeit von 21,99 Stunden. Davor hat er in Vollzeit gearbeitet.

Abkürzungen:

S: Stephanie U.

F: Herr F. S.

*: längere Gedankenpause

Ort: Die Aufnahme des Gespräches wurde in der Klinik P. im kleinen Besprechungsraum angefertigt.

Datum: 12.04.2017

Dauer: 12 min.

Beginn: -

S: Herr S., schön, dass sie bereit sind an diesem Interview teilzunehmen. Die Eröffnungsfrage lautet: Im Krankenhaus arbeiten unterschiedliche Generationen zusammen. Es gibt wahrnehmbare schiede bezüglich der Einstellungen und der Arbeitsweisen. Nehmen Sie dies auch wahr?

F: Ja, das kann man wahrnehmen.

S: Können Sie die Unterschiede genauer beschreiben?

F: Ja, ich kann das nun nur von mir aus sagen, halt - gerade bei älteren Menschen - komme ich zum Beispiel besser mit Plattdeutsch an. Es ist einfach `ne private Sache. Ich habe es noch so gelernt, lange auf den einzelnen Patienten einzugehen, wo man heute keine Zeit mehr für hat.

S: Der nächste Fragenblock beinhaltet ein paar persönliche Fragen. Wenn Sie an ältere Mitarbeiter in der Pflege denken, also an sich selbst, welche Eigenschaften finden Sie für sich am zutreffensten?

F: Also- ich kann immer nur für mich reden. Ich bin zum Beispiel kein Schreibtischmensch. Ich brauche meine Patienten draußen. Das ist für mich das A und O. Ich brauche einfach den Kontakt zu den Leuten.

S: Was macht für Sie das Arbeiten in unserer Klinik interessant und attraktiv?

F: Das ist einfach so! Man wird begrüßt morgens, man wird umarmt. Fiete ist wieder da! Es ist Mittwoch! So ist es einfach!

S: Wie schätzen Sie es ein, bis zum Eintritt in das Rentenalter so zu arbeiten, wie Sie es zur Zeit tun?

F: Es ist so, dass man jetzt vielleicht nicht mehr so die Kräfte hat, wie man vielleicht vor 20 Jahren gehabt hat und das eben auch nach lässt. Ich denke mir, das kann man auf einer anderen Seite wieder gut machen. Ähh - für mich wäre zum Beispiel der Schreibtisch nichts, weil man in dem Raum ewig gestört wird und die Konzentration ist ganz ganz schwer einzuhalten. Da bewundere ich meine jungen Schwestern.

S: Sie haben das eben schon kurz angedeutet, vielleicht werden Sie noch etwas konkreter. Nennen Sie Aufgaben, die Ihnen Schwierigkeiten bereiten.

F: Äh - ich bin nun überhaupt kein Technikmensch. Und äh - wie es damals hier anfing mit dem Computer, da habe ich meine Kollegen gefragt, ob ich draußen arbeiten darf und die den Computer machen. Weil meine Welt ist einfach da draußen. Sie ist zwar auch hart, aber ich hätte Angst gehabt, irgendetwas zu verwechseln, weil es klopft jemand an die Tür, das Telefon geht, der Doktor will was, jenes, und das, das war einfach für mich nicht machbar.

S: Wir sind nur schon beim dritten Fragenbereich, bei den Problemklärungsfragen. Die erste Frage dazu: Was können Sie selbst in Zukunft tun, um bis zur Rente so zu arbeiten, um dieses Ziel zu erreichen?

F: Nichts das Äh - ja, wie gesagt, dieses Haus ist für mich wie eine Familie und deshalb arbeite ich nur ein paar Tage die Woche. Und das ist für mich einfach schön.

S: In welchen Bereichen sollte sich etwas ändern? Was meinen Sie sollte der Arbeitgeber tun?

F: Das ist schwer zu sagen, weil sich die gesamte Pflege sich einfach total verändert hat. Äh - wenn ich daran zurückdenke, wie ich hier mal anfing da waren es 36 Betten - Frauen - und da waren vier bis fünf Personen draußen und einer hat den Schreibtisch gemacht. Heute ist es eben durch die ganze Pflegedokumentation, dass teilweise doppelt und dreifach geschrieben wird. Einer arbeitet mit einer Praktikantin draußen und die sind zwar zur Hilfe, wenn man sie braucht, aber drei Mann sind immer am Schreibtisch. Das finde ich manchmal etwas traurig.

S: Wir machen weiter. An welche Themen sollte man denken, welche Bereiche sollten beachtet werden? Wo könnten konkret Probleme auftreten?

F: * Da fällt mir im Moment so gar nichts ein.

S: Nun dürfen sie sich etwas wünschen. Was wünschen sie sich für die Zukunft?

F: Ich bin ja nun schon fast raus aus der Pflege. Aber für meine Kollegen wünsche ich mir - äh- einfach vielleicht ein bisschen mehr Zeit für den einzelnen Patienten. Ich denke in unserer heutigen Zeit kommt der Patient ein bisschen zu kurz.

S: Nun noch eine letzte Frage, eine Phantasiefrage: Wie sehe für Sie, als älterer Mitarbeiter in der Pflege, der ideale Arbeitsplatz aus?

F: Also - ich brauch da keinen besonderen Arbeitsplatz. Also - ich denke einfach mal, wenn man gerne mit Menschen umgeht. Äh - ich kann vielleicht das eine oder andere einfach aus körperlichen Gründen oder - ich sach mal - aus geistigen Gründen, aber, das kann ich vielleicht nicht mehr. Aber es ist einfach nur schön, mit den Patienten draußen zu arbeiten. Das ist mein Leben. Das ist halt so.

S: Haben sie noch weitere Anregungen oder Fragen?

F: Es kommt auf die Einstellung an, die man selber zum Beruf hat. Ich habe meinen Berufswunsch nie bereut. Ich würde den Beruf noch mal machen.
Aber ich wünsche mir, mehr Zeit für den einzelnen Patienten

S: Vielen Dank Herr S. dass Sie an diesem Interview teilgenommen haben.

Anlage 5: Transkription MA 3

Personen:

Interviewerin: Stephanie U.

Interviewter: Kpf. M. B.

Der Interviewte ist männlich und ist 63 Jahre alt. Er arbeitet seit er 17.5 Jahre alt ist, also seit 46 Jahren in der Pflege. Davon seit 12 Jahren in der Klinik P., in der Anästhesieabteilung. Herr B. hat vor seit drei Jahren seine Arbeitszeit reduziert. Jetzt arbeitet er in Teilzeit mit einer wöchentlichen Arbeitszeit von 26,95 Stunden. Davor hat er in Teilzeit mit 34,65 Stunden gearbeitet, nachdem er 2008 von der Vollzeitbeschäftigung reduziert hatte.

Abkürzungen:

S: Stephanie U.

M: Herr M. B.

*: längere Gedankenpause

Ort: Die Aufnahme des Gespräches wurde in der Klinik P. im kleinen Besprechungsraum angefertigt.

Datum: 12.04.2017

Dauer: 15 min.

Beginn: 11:00 - 11:31 Uhr

S: Herr B. ich freue mich dass sie bereit sind an diesem Interview
teilzunehmen. Und ich möchte jetzt gleich mit einer
Eröffnungsfrage lautet: Im Krankenhaus arbeiten unterschiedliche
Generationen zusammen. Es gibt wahrnehmbare Unterschiede
bezüglich der Einstellungen und der Arbeitsweisen. Nehmen Sie das
auch wahr?

M: Ja.

S: Können Sie die Unterschiede etwas genauer beschreiben?

M: In den Arbeitsabläufen sind die Jüngeren flinker, schneller,
aufnahmebereiter. Bei den Älteren kommt die Erfahrung durch,
dadurch werden Situationen anders beurteilt und auch anders be-

wertet.

S: Wie sind nun im zweiten Fragenkomplex. Es folgen etwas persönlichere Fragen. Wenn Sie an ältere Mitarbeiter in der Pflege denken, also an sich selbst, welche Eigenschaften finden Sie für sich am zutreffensten?

M: Überlegteres Arbeiten. Situation wird anders beurteilt. Ruhiger. Klarer beurteilt. **

S: Nächstes Frage: Was macht für Sie das Arbeiten in unserer Klinik attraktiv und interessant?

M: ** hmm (Schulterzucken)

S: Wie schätzen Sie es ein? Können Sie bis zum Eintritt in das Rentenalter so arbeiten, wie Sie es zur Zeit tun?

M: Die Einschätzung ist gut. Da ich ja auch meine Stunden reduzieren konnte. Habe ja nur noch bis September 2018 zu arbeiten.

S: Nennen Sie bitte Aufgaben, die Ihnen Schwierigkeiten bereiten

M: Die Herausforderungen werden mit dem Alter aber etwas schwieriger. Ja, äh**

S: Nun zum dritten Fragenkomplex. Was können sie in Zukunft tun, um das Ziel, bis zur Rente weiter so zu arbeiten, wie bis her, zu erreichen?

M: Man braucht längere Pausen. Auch zu Hause muss man die Pausen verlängern. *Ahh* Ja, mehr auf Sport achten. Die Erholungsphasen die man braucht sind länger geworden.

S: In welchem Bereichen am Arbeitsplatz sollte sich etwas ändern? Wo könnten Probleme auftreten?

M: Da fällt mir jetzt nichts ein. Könnten wir die Frage zurückstellen?

S: Ja. Nun die letzte Frage aus dem Bereich. Welchen Themen sollte Beachtung geschenkt werden? Welche Bereiche müssen beachtet werden? Wo meinen Sie könnten Probleme auftreten?

M: Ich sehe das, dass die Durchmischung von Jung und Alt -äh- verbessert werden könnte. Das wir mehr jüngere Mitarbeiter haben, weil - äh - dadurch die Arbeit anders verteilt werden kann.

S: Dann sind wir schon bei den letzten Fragen angekommen. Was wünschen Sie sich für die Zukunft?

M: Also, für das Haus mehr jüngere Mitarbeiter. Die müssen dann stärker motiviert werden. Durch mehr Fort- und Weiterbildungsangebote.* Ahm.* Eigentlich machen wir hier ja vieles, was zur Motivation reicht. Wir machen z.B. die gemeinsamen Termine, wie zum angeln* machen Gemeinschaftsveranstaltungen, sprich angeln, Ausflüge, Weihnachtsfeiern, äh- das kommt sehr gut an. So was sollte man auf jedem Fall beibehalten.

S: Und die Arbeit direkt betreffend?

M: Das auf die Arbeitszeiten eingegangen wird. Das Teilzeitkräfte so arbeiten können, oder das für Ältere Teilzeitarbeitsplätze eingerichtet werden. Manches können wir ja leider nicht mehr so wie früher, da der Gesetzgeber es abgeschafft hat, die Altersteilzeit oder Frühberentung oder so was.

S: Würden Sie sich das wünschen?

M: Ja. Altersteilzeit! Das wäre eigentlich das, was man wieder haben sollte.

S: Gibt es sonst noch etwas?

M: Nein. Bei uns im OP jedenfalls nicht.

S: Nun kommen wir zur allerletzten Frage. Eine Phantasiefrage. Wie sehe für Sie der ideale Arbeitsplatz aus?

M: Idealer Arbeitsplatz * Geregelte Arbeitszeiten. Was fällt mir sonst noch ein? ** Vom Haus her mehr Motivation.

S: Mehr besondere Motivation. Auch für die Älteren?

M: Motivation will ich gar nicht mal sagen. Mehr Wertschätzung irgendwie so. Das man auch merkt, Mensch man hat lange Zeit gearbeitet, wird diese Arbeit irgendwie auch gewertschätzt? Ob es jetzt geldlich ist oder lobmäßig, das will ich dahingestellt wissen. Das muss man sich dann vielleicht ausdenken. Die Wertschätzung ist oftmals das was fehlt. * OK * Ich war ja auch mal jünger, man guckt anders auf die Älteren. Wo man denkt: hmm was leistet der noch? Was leiste ich? Dieser Spirit muss sich teilweise noch verschieben. Das die Jüngeren auch mal sehen. OK - die haben was geleistet im

Leben und da müssen wir erstmal hinkommen.

S: Tja Herr B. dann wären wir am ende. Hätten Sie am ende noch ein paar Anregungen?

B: Die Einstellung zur Arbeit ist wichtig. Wenn man die hat, dann kann man auch bis zur Rente arbeiten. Gut ist, wenn den Menschen eine Reduzierung der Arbeitszeit angeboten wird. Gerade dann wenn es auf die Rente zuläuft. Man muss sich auf die Rente vorbereiten. Es gibt zu viele die sagen, wenn ich erst in Rente bin, dann bin ich schon tot. Man muss sich darauf früh vorbereiten und dass geht gut, wenn man zum Schluss in Teilzeit arbeitet. Das sollte der Arbeitgeber möglich machen und mit dem Mitarbeiter rechtzeitig darüber sprechen.

S: Wie sehen Sie das mit Fortbildungsangeboten für Ältere?

M: Für uns Ältere sind weniger Fortbildungen oder Weiterbildungen nötig. Da sollte man schon genau hinschauen, ob man die noch braucht. Was soll einer, der in eineinhalb Jahren in Rente geht, noch zu einem Strahlenschutzkurs schickt werden? Da gibt es bestimmt andere, die mehr dazu Interesse hätten und so etwas vielleicht noch gebrauchen könnten.

S: Und wie sehen Sie das mit Gesundheitsangeboten?

M: Ich glaube Sportangebote im Haus werden gar nicht genommen, also nicht, wenn sie direkt im Haus sind. Schwimmhallenkarten werden schon genommen. Das habe ich damals auch gemacht, als es die gab. Gut wäre auch vergünstigte Sportvereine, z.B. nach Feierabend. Das könnte schon sein, dass man das annimmt.

Am wichtigsten ist die Wertschätzung. Unsere Gutscheine vom Lob- und Anerkennungsmanagement sind gut. Das ist persönlicher. Das Persönliche ist viel wichtiger. Viel wichtiger als Geld, wie z.B. in der Uni, die den Flexizuschlag aufs Konto überweist. Das sieht man dann nur auf dem Gehaltsstreifen. Ein persönlich übergebener Gutschein ist da viel schöner.

S: Vielen Dank Herr B. wir sind am Ende angelangt. Vielen Dank für dieses Interview.

M: Gerne.

Anlage 6: Transkription MA 4

Personen:

Interviewerin: Stephanie U.

Interviewte: KS C. R.

Der Interviewte ist weiblich und ist 56 Jahre alt. Sie arbeitet seit 24 Jahren in der Klinik P., davon 16 Jahre in der Zentralen Notaufnahme. Vor zwei Jahren hat Sr. Ch. ihre Arbeitszeit auf 36,65 Stunden reduziert. Davor arbeitete sie in Vollzeit.

Abkürzungen:

S: Stephanie U.

C: Frau C. R.

*: längere Gedankenpause

Ort: Die Aufnahme des Gespräches wurde in der Klinik P. im kleinen Besprechungsraum angefertigt.

Datum: 20.04.2017

Dauer: 13 min.

Beginn: 10:19 - 10:32 Uhr

S: Ja, Sr. C., schön dass Sie bereit sind an diesem Interview teilzunehmen. Wir haben drei Fragekomplexe und beginnen jetzt mit einer Eröffnungsfrage: Im Krankenhaus arbeiten unterschiedliche Generationen zusammen. Es gibt wahrnehmbare Unterschiede bezüglich der Einstellungen und der Arbeitsweisen. Nehmen Sie das auch wahr?

C: Ja, das nehme ich auch wahr. Jeder denkt anders und jeder hat auch seine eigene Arbeitsweise.

S: Können Sie die Unterschiede etwas genauer beschreiben?

C: Die Unterschiede * ja, der eine arbeitet und organisiert sich anders. In der ZA muss man sich ja ständig immer neu organisieren und flexibel sein, und da fängt es schon an. Der eine arbeitet langsamer, der andere schneller. Der eine setzt Schwerpunkte da, der andere da. Das ist schon so * jeder so für sich. Wir sind alle Individualisten. Jeder muss auch wirklich einzeln für sich sorgen und alleine arbeiten

S: Wie sind nun im zweiten Fragenkomplex. Dazu gehören ein paar persönlichere Fragen. Wenn Sie an ältere Mitarbeiter in der Pflege denken, also an sich selbst, welche Eigenschaften finden Sie für sich am zutreffensten?

C: Eigenschaften?**Oh!* Das ist schwierig. Also, man hat sehr viel Erfahrung. Man ist vielleicht nicht mehr so schnell, aber man ist erfahrener und gleicht das damit aus. Man hat einen besseren Blick für die Patienten, würde ich sagen. Ja,* man ist genauer. Man hat ein ganz anderes Standing! Bei den Ärzten. *Würde ich sagen. Mein Wort gilt anders, als wenn jetzt `ne junge Schwester etwas anbringt.

S: Danke. Was macht für Sie das Arbeiten in unserer Klinik interessant und attraktiv?

C: Ohhhh, ich bin ja jetzt schon ganz lange hier. Ich würde sagen, das Familiäre. Das ist schon immer so, auch wenn viel zu tun ist, wenn die Arbeitszeitverdichtung immer mehr wird, * es ist immer noch das Team das sehr gut ist. Und auch die Arbeitsatmosphäre im Haus. Es ist manchmal * wie nach Hause kommen. * Ja, so würde ich es beschreiben. Und auch, dass man manchmal mit dem Geschäftsführer auf dem Gang schnackt. Wo hat man das schon? In der Uni jedenfalls nicht.

S: Wie schätzen Sie es ein, bis zum Eintritt in das Rentenalter so arbeiten, wie Sie es zur Zeit tun?

C: Das wird schwierig. Ich denke der Arbeitsaufwand, der Stress nimmt dermaßen zu, * also ich sehe mich nicht bis zur Rente in der zentralen Notaufnahme in dieser Form arbeiten

S: Können Sie Aufgaben benennen, die Ihnen Schwierigkeiten bereiten

C: Nee, Aufgaben nicht, aber, was schwierig ist das alles noch zu kompensieren * die vielen Patienten, was einen richtig unter Druck setzt. Und wenn man auch noch keine Pause hat, das man sich nicht mal zwischendurch hinsetzen kann, in Ruhe mal etwas essen, dass das einfach immer so wegfällt. Noch kann man das kompensieren, aber bis zur Rente kann man das nicht. So gern ich das auch möchte.

S: Sie haben jetzt ein bisschen die Probleme beschrieben. Wenn sie jetzt eine Lösung dafür suchen müssten, was können sie in Zukunft tun, um das Ziel, bis zur Rente zu arbeiten, zu erreichen?

C: Was ich tun kann? Also erstmal muss ich selber auf mich aufpassen und dann denke ich mal, wird auch was passieren, wenn wir den Neubau haben und umgebaut haben, dann werden wir mehr Personal haben und dann * wenn wir auch unsere Triage umgesetzt haben, das man das dann ein bisschen besser hinkriegt. Dann kann man auch mal eher nach Hause gehen. Ich meine * das wird unterschätzt, dass das einen auch wirklich so fertig macht, dass man Überstunden macht und dann 7 bis 8 Stunden durcharbeitet, ohne Pause.

S: Also, geregelte Arbeitszeit?

C: Ja, geregelte Arbeitszeit. Nicht so viele Tage durch. Dass man auch ein Frei hat, was auch wirklich frei ist, ohne dass man sagen muss, oh ich schon wieder einspringen. Und dass man auch nicht so viele Tage durcharbeiten muss. Das macht auch viel aus.

S: Noch was zu den Arbeitstätigkeiten an sich?

C: Nö, das nicht. Bei uns in der ZA ist die Arbeit ja auch nicht so körperlich schwer. Und das ist ja eigentlich auch das, was Spaß macht. Gerade die chirurgischen Sachen, mit Wundversorgung, gipsen und * auch die Notfälle bringen Spaß. Nur wenn alles auf einmal kommt. * Das bringt dann kein Spaß mehr. Dann muss man sich zerreißen und dann wirds stressig.

S: Das war jetzt zur Frage was Sie tun können. Jetzt sind wir beim Arbeitgeber. Was könnte der Arbeitgeber tun?

C: Tja, im Grunde bräuchten wir mehr Personal. Und diese Zeiten wo eben ganz viel zu tun ist, die nehmen immer mehr zu und sind ja schon fast immer da. Es ist gar keine Zeit mehr da, um z.B. die Schränke auszuwischen. Das ist ja dann auch mal eine Tätigkeit, wo man mal etwas äh, abhängen kann. Dann hätte man mal Ruhe und hätte mal keinen Stress. Und nach dem Umbau, wenn wir dann bessere Räume haben, dass könnte auch der Arbeitgeber tun.

S: Also raumtechnisch. Können sie das konkretisieren, wie sie das meinen?

C: Einfach mehr Räume. Dass man die Patienten besser verteilen kann. Man müsste auch die Ärzte vor Ort haben. Dann könnte man viel besser, schneller zusammen arbeiten

S: Es gibt noch eine dritte Frage zu dem Fragenkomplex. Wenn sie an die Beschäftigung älterer Pflegenden denken. gibt es Themenbereiche, denen besonders Beachtung geschenkt werden sollte? Was denken Sie, wo könnten Probleme auftreten?

C: Erstmal die Dienstzeiten. Das ist klar. Dann die Pauseneinhaltung, das ist auch klar. Sonst, * weis ich nicht*

S: Vielleicht im Bereich Fort- und Weiterbildung noch etwas? Oder Gesundheitsmanagement? Was meinen Sie ist da so angebracht?

C: Gesundheitsmanagement! Das wäre vielleicht gar nicht schlecht. Weil viele unterschätzen das. Wenn ich da an eine Kollegin denke, wenn die so weiter macht, dann schafft sie das nicht. Das man ein bisschen Fortbildung macht. Das sie wissen, wie sie mit sich umgehen müssen, was eigentlich mit dem Körper ist. Präventiv! Ich weiß aber nicht, ob das angenommen würde, wenn man sagt,. der Arbeitgeber bietet jetzt Fitnessraum an, Krankengymnastik oder Rückensschule. Ich werïß nicht, ob das angenommen wird.

S: Was meinen Sie, wenn Sie an sich denken und an die Kollegen. Würden Sie die Angebote annehmen?

C: Ich glaube nicht. Ich muss ehrlich sagen, ich bin froh, wenn ich nach dem Dienst nach Hause gehen kann. Das ist das Problem. Man würde es gerne machen, aber,man ist auch froh, jetzt schnell weg. Aber das geht mir nicht alleine so. Wenn man so einen harten Tag hatte, dann geht man nicht mehr zur Rückenschule.

S: Gut! Dann sind wir jetzt schon fast am Ende. Jetzt ist es Zeit für Wünsche. Was würden Sie sich wünschen für die Zukunft?

C: Was ich mir wünschen würde? ** Das die Arbeitszeiten eingehalten werden. Pausen. Und mein persönlicher Wunsch: Mal kein

Wochenende mehr arbeiten zu müssen. Keinen Feiertag mehr arbeiten. Das wäre mal mein Wunsch.

S: OK. Das wäre jetzt mal ein Wunsch zur Arbeitszeit. Und die letzte Frage - eine Phantasiefrage: Der ideale Arbeitsplatz für ältere Mitarbeiter- wie sieht der aus?

C: Ich denke das kommt auf den Mitarbeiter an. Es gibt welche, die mögen sich gerne an den Schreibtisch klemmen. * Das sollen sie dann auch tun. Dann sollen sie eben nicht mehr in der Pflege arbeiten. Mein idealer Platz ist aber die ZA

S: Also individuell abgestimmte Arbeitsplätze nach Wunsch des Mitarbeiters?

C: Ja. Ich denke, dass muss jeder Mitarbeiter für sich selbst heraus finden. Und dann dass Gespräch mit der Pflegedienstleitung suchen. Da hat jeder so seine eigenen Wünsche, was einem auch die Arbeit erleichtern würde. Man fühlt sich jetzt ja auch noch nicht so alt. Hat noch keine Gesundheitseinschränkungen.**

Das Team ist auch immens wichtig. Zum Auffangen. Es sollte gemischt sein, junge und alte. Und auch Interesse und Wertschätzung durch die Führungskräfte ist wichtig.**

Und Ältere müssen keinen Nachtdienst mehr machen.*

S: Ja. vielen Dank Sr. C. für dieses Interview.

Anlage 7: Transkription MA 5

Personen:

Interviewerin: Stephanie U.

Interviewte: Sr. S. K.

Die Interviewte ist weiblich und ist 65 Jahre alt. Sie arbeitet seit 38 Jahren in der Pflege. Davon seit 26 Jahren in der Klinik P., davon zuletzt 6 Jahre in der Gynäkologie. Sr. S. hat vor einem Jahr, als sie in Rente ging, ihre Arbeitszeit reduziert und ist auf geringfügiger Tätigkeit beschäftigt. Davor hat sie in Teilzeit mit 30 Stunden gearbeitet.

Abkürzungen:

S: Stephanie U.

Sa: Frau S. K.

*: längere Gedankenpause

Ort: Die Aufnahme des Gespräches wurde in der Klinik P. im kleinen Besprechungsraum angefertigt.

Datum: 24.04.2017

Dauer: 23 min.

Beginn: 13:40 - 14:03 Uhr

S: Sr. S., schön dass Sie bereit sind an diesem Interview als Teilnehmerin mitzumachen. Ich beginnen mit der ersten Frage, einer Eröffnungsfrage: Im Krankenhaus arbeiten unterschiedliche Generationen zusammen. Es gibt wahrnehmbare Unterschiede bezüglich der Einstellungen und der Arbeitsweise. Nehmen Sie das auch wahr?

Sa: Ja, das nehme ich wahr. Sowohl in den Einstellungen als auch in den Tätigkeiten. Das habe ich noch anders gelernt. Man fühlte sich mehr verantwortlich. Das fehlt mir im heutigen Alltag. Die Belastbarkeit, finde ich, hat bei der Jugend auch etwas abgenommen.

S: Geht es, dass Sie vielleicht die Unterschiede zwischen den

Generationen, zwischen jungen Arbeitnehmern und älteren Mitarbeitern in der Pflege etwas genauer beschreiben?

Sa: Die Jungen kommen noch dynamisch mit ihren neuen Kenntnissen in den Beruf, sehen aber manchmal nicht die Hintergründe warum etwas im Alltag doch etwas anders abgeleistet werden muss, als sie es in Theorie oder als kleine Praxiseinsätze kennen gelernt haben. Wir Alten haben schon mehr Verständnis für die Unterschiedlichkeiten der Menschen.

S: Sehr schön. Wir sind schon im zweiten Fragenkomplex mit ein paar persönlicheren Fragen. Die erste Frage lautet: Wenn Sie an ältere Mitarbeiter in der Pflege denken, also an sich selbst, welche Eigenschaften finden Sie für sich am zutreffensten?

Sa: Oh, das kann ich gar nicht so spontan beantworten, weil ich denke es ist echt persönlich. Also, ich habe meinen Beruf geliebt und liebe ihn noch, weil er sehr vielseitig ist und man auch jeden Tag neu gefordert ist, und die Zusammenarbeit auch mit dem Team, bzw. mit den Patienten und deren Angehörigen. Sich immer in die Situation genau hineinzuversetzen, soweit es möglich ist.

S: Wenn Sie an ihren Arbeitsplatz in der Klinik denken. Was macht für Sie das Arbeiten attraktiv?

Sa: Die verschiedenen Einsatzmöglichkeiten in der Klinik. Aber es muss auch möglich sein, dass man einige Abteilungen in der Klinik durchlaufen kann. Ich bin eher einen Schritt zurückgegangen, um den Alltag mit dem höher werdenden Alter und den Bedürfnissen meiner Person dabei mehr abzudecken.

S: Können sie sich bitte Gedanken zur nächsten Frage machen. Wie schätzen Sie es ein, bis zum Eintritt in das Rentenalter so zu arbeiten, wie Sie es zur Zeit tun?

Sa: * Ich habe ja bis zu meinem Eintritt in das Rentenalter die Möglichkeit bekommen auch dort weiterhin stundenweise zu arbeiten, weil ich vorher schon gemerkt habe, dass ich diese Tätigkeiten gut ausführen kann. Es ist kein Schichtdienst, es ist kein Wochenenddienst. Ich habe feste Arbeitszeiten und mein Arbeitsbereich ist überschaubar. Und ich habe es auch geliebt, verantwortlich zu sein für alles und nicht auch noch die Verantwortung zu übernehmen für andere Mitarbeiter.

S: Können Sie Aufgaben benennen, die Ihnen im Pflegebereich Schwierigkeiten bereiten?

Sa: Also, es würde mir schwer fallen Patienten zu lagern, auch wenn ich die Hilfsmittel zur Verfügung hätte und, wie ich eben schon sagte, Schichtdienst ist schon eine starke Herausforderung. Das merkt man leider erst hinterher wie stark das belastet.

S: Vielen Dank. Der nächste Bereich ist problemzentriert und lösungsorientiert. Die erste Frage hierzu lautet: Was können Sie selbst in Zukunft tun, um bis zur Rente arbeiten zu können.

Sa: Also man benötigt neben dem Beruf ein gutes privates Standbein, das ist keine neue Erkenntnis und dass man auch Abstriche macht. Dass man auch schon mal sagt: Das schaffe ich heute nicht. Ich schaffe es dann morgen, den Rest abzuarbeiten und das das liegen bleiben kann. Man kann auch den Kollegen in der nächsten Schicht oder nächsten Tag sagen: "Machst du das bitte mal?"

S: Und, in welchen Bereichen sollte sich etwas ändern? Was sollte der Arbeitgeber tun?

Sa: Er sollte weiterhin schauen, welche Bedürfnisse der einzelne Mitarbeiter hat. * Rechtzeitig die Warnsignale sehen und mal hinterfragen: Ist die Tätigkeit noch mit der Leistungsfähigkeit machbar? Oder eben gleichzeitig eine andere Tätigkeiten im Hause anzubieten ohne eine Herunterqualifizierung damit zu verbinden.

S: Hmm. Fällt Ihnen noch irgendein Bereich ein, der besonders beachtet werden sollte, Vielleicht nicht unbedingt Ihre Abteilung betreffend, sondern allgemein?

Sa: Dass sie regelmäßigeren Dienst haben. Also keinen Schaukeldienst. Dass sie immer feste Arbeitszeiten haben. Von mir aus, eine Woche so, eine Woche so. Das kann man mit seiner inneren Uhr besser verbinden, weil man genau weist, es läuft jetzt diese Woche so. Und dass man auch mehr Hilfe von Kollegen einfordern kann, wenn es um schwere körperliche Tätigkeiten geht.

S: Stichwort Gesundheitsmanagement. Fallen Ihnen da bestimmte Sachen zu ein?

Sa: Ja, ich hätte mir schon gewünscht, dass der Arbeitgeber mehr anbieten würde, außer Kurse als Info, als auch fortlaufende Kurse, wo man die älteren Mitarbeiter zusammen nimmt, nicht jung und alt, sondern die Älteren körperlich zu trainieren oder geistig weiterhin zu fordern. Es gibt ja Programme, wo man Konzentration trainieren kann oder Verbindungen herstellen kann, die man im Alltag so nicht von sich auch übt.

S: Noch ein weiteres Stichwort. Fällt Ihnen etwas ein zu dem Stichwort Fort- und Weiterbildung? Oder besondere Einsatzplätze?

Sa: Also Fortbildung auf jeden Fall! Das habe ich auch immer gerne weiter gemacht. Nicht nur fachlich, sondern auch sich selber darin zu üben Abgrenzungen zu schaffen. Was man mit zunehmenden Alter nicht so gerne hört, aber * weil man letztendlich doch langsam begreift, dass man nicht mehr so leistungsfähig ist, wie mit 30.

S: Nun zum letzten Fragenkomplex, den Wünschen. Was wünschen Sie sich für die Zukunft?

Sa: Eigentlich kann ich sagen, ich bin wunschlos glücklich mit der jetzigen Situation. Dass ich die Möglichkeit bekommen habe, in meinem letzten Arbeitsgebiet Stunden arbeiten zu können. Das hat mich darin bestärkt, dass ich gute Arbeit leisten kann. Das Gewohnte war schön und ich fühle mich weiterhin für meine Abteilung verantwortlich.

S: Nun zur letzten Frage, einer Phantasie-Frage: Wie würde der ideale Arbeitsplatz für ältere Mitarbeiter aussehen?

Sa: Hm. Morgens um 8:00 Uhr beginnen. Mittagspause und dann einen frühen Feierabend zu haben. Und dann das körperlich schwere Arbeiten reduzieren. Dafür mehr Zeit zu Verfügung haben, um für die Patienten da zu sein. Was ja * häufig zu kurz kommt. Dass man also z.B. statt der grünen Damen mehr solche Aufgaben bekommt, im Rahmen der Schicht. ** Wichtig ist, dass die Führungskraft Gespräche mit den Mitarbeitern führt. Frühzeitig! Sie sollte die Mitarbeiter jährlich befragen und Programme anbieten. Oder auch andere Arbeitsplätze anbieten. Und was noch wichtig ist, sind altersgemischte Teams, damit man sich gegenseitig helfen kann, nicht alle alten oder jungen in einer Schicht.

S: Sr. S., ich danke Ihnen für dieses Gespräch.

Anlage 8: Transkription MA 6

Personen:

Interviewerin: Stephanie U.

Interviewte: Sr. C. M.

Die Interviewte ist weiblich und ist 54 Jahre alt. Sie arbeitet seit 12 Jahren in der Pflege. Davon seit 10 Jahren in der Klinik P. Der Einsatz ist auf einer großen internistischen Station. Sr. C. arbeitet in Vollzeit in Schichtarbeit als Stationsleitung.

Abkürzungen:

S: Stephanie U.

Cl: Frau C. M.

*: längere Gedankenpause

Ort: Die Aufnahme des Gespräches wurde in der Klinik P. im kleinen Besprechungsraum angefertigt.

Datum: 26.04.2017

Dauer: 20 min.

Beginn: 11:50 - 12:10 Uhr

S: Ja, schön dass Sie hier sind, Sr. C. und bereit sind an diesem Interview teilzunehmen. Ich beginne mit einer Eröffnungsfrage: Im Krankenhaus arbeiten unterschiedliche Generationen zusammen. Es gibt wahrnehmbare Unterschiede bezüglich der Einstellungen und der Arbeitsweise. Nehmen Sie das auch wahr?

Cl: Ja, das nehme ich wahr, dass es Unterschiede gibt in den Einstellungen und im Bezug auf die Tätigkeit im Krankenhaus und auch im Bezug auf die Arbeitsweise.

S: Können Sie die Unterschiede etwas genauer beschreiben?

Cl: Zur Einstellung * wenn ich jetzt bei den Kollegen schaue, die Anfang 20 sind, dann sind bestimmt zwei Drittel der Kollegen in ihrer Einstellung zur Tätigkeit im Krankenhaus anders als bei mir jetzt oder bei den anderen älteren Kollegen. Im Bezug auf ** ja wie soll ich das jetzt genau beschreiben? Wahrscheinlich ** dass das Engagement, dass die Zuverlässigkeit * ich merke dass die Einflüsse von zu Hause - von der Erziehung her anders sind als meine Generation. * Das gibt es schon Unterschiede. Natürlich auch Ausnahmen, aber man merkt sehr wohl, dass viele junge Kollegen, hm, sehr ich-bezogen sind. Ja.*

Und in der Arbeitsweise kann ich das auch so wieder erkennen. Junge Kollegen oder ältere Kollegen, die zu Hause viel mitarbeiten müssen viel mithelfen mussten, die Familie mit unterstützen mussten, sind hier am Arbeitsplatz auch sehr gewissenhaft, sehr hilfsbereit. Und bei anderen jungen Kollegen ist zu erkennen, dass denen viel die Arbeit abgenommen wird. Das hat wahrscheinlich mit dem technischen Fortschritt zu tun, - denke ich mir.

S: Jetzt sind wir schon im zweiten Fragenkomplex, da werden die Fragen etwas persönlicher. Wenn Sie an ältere Mitarbeiter in der Pflege denken, also an sich selbst, welche Eigenschaften finden Sie für sich am zutreffensten?

Cl: * Zuverlässigkeit. Genauigkeit. Hmm. Teamfähigkeit. Hmmm Verantwortungsbewusstsein. Selbstständigkeit.

S: Was macht für Sie da Arbeiten in unserer Klinik attraktiv?

Cl: Das familiäre Arbeiten. die gute Atmosphäre im Haus. Jeder hilft jedem.

S: Wie schätzen Sie es ein, bis zum Rentenalter zu arbeiten. Schaffen Sie das?

Cl: Das kann man. Wenn man so eine positive Einstellung hat, wie ich sie habe. Man muss mit Überzeugung arbeiten und einen guten privaten Ausgleich haben. Dann schafft man das.

S: Gibt es Aufgaben oder Tätigkeiten, die Ihnen Schwierigkeiten bereiten?

Cl: Ach, eigentlich nicht. Und für rückenerschwertes Arbeiten haben wir Hilfsmittel. Die nutze ich dann.

S: Wir sind jetzt schon im dritten Fragenkomplex, in dem Problembereiche identifiziert werden. Was könnten sie selbst tun, um bis zur Rente in der Pflege weiter arbeiten zu können.

Cl: Man muss auf sich selbst achten. Auch mal nein sagen können. Und * es ist wichtig, dass man Distanz einhalten kann.

S: Und wenn wir an die Bereiche im Krankenhaus im allgemeinen betrachten oder speziell Ihren Arbeitsbereich - was könnte der Arbeitgeber tun, dass die Mitarbeiter bis zum Rentenalter erwerbstätig bleiben können?

Cl: Besondere Dienstzeiten und Arbeitszeitmodelle. Wir haben ein offenes Ohr für unsere Mitarbeiter wenn man älter wird. Man kann Probleme ansprechen. Ja, und wir haben Hilfsmittel. Vielleicht kann man da die eine oder andere Schulung noch einpflegen, im Bezug auf Patientenmobilisation. Das weitere Anschaffen von Elektrobetten, z.B., das denke ich, wird Kollegen, die Probleme mit dem Rücken haben und älter sind, schon eine Erleichterung bringen. Aber, ich glaube, unser Arbeitgeber macht schon ganz viel durch die Gestaltung des Arbeitsplatzes - und das Mitspracherecht! Das ist ja auch enorm wichtig.

S: Es gibt im Krankenhaus vielleicht noch Bereiche, die besonderer Beachtung bedürfen, weil dort besondere Probleme auftreten könnten?

Cl: Hmm, vielleicht mit dem Computer. Wir älteren arbeiten doch lieber am Patienten. Und die ganze Dokumentation am PC. Das wird immer mehr. Und das finde ich schon manchmal etwas schwer.

S: Ja und nun sind wir am Ende angelangt und Sie haben die Möglichkeit, Wünsche zu äußern. Was wünschen Sie für sich für die Zukunft?

Cl: Dass ich so weiter arbeiten kann bei meinem Arbeitgeber in der Klinik. Dass ich meine Funktion weiter ausüben kann. Das macht mir Freude und das würde ich gerne weiterhin tun. Menschen, Kollegen führen und leiten - das macht mir Spaß. Das ist so mein persönlicher Wunsch.

S: Die letzte Frage ist eine Phantasiefrage. Wie sieht für Sie der ideale Arbeitsplatz aus?

Cl: Hmm, dass ist ja `ne gute Frage. Wenn ich jetzt sage, der Ohrensessel, wo ich die Beine hochlegen kann, dann ist das wahrscheinlich sehr unwahrscheinlich. Aber es ist ja eine Phantasiefrage, vielleicht kommt es ja irgendwann. Nö, ich denke, ich bin mit meinem Arbeitsplatz so zufrieden wie er ist.

S: Gibt es noch irgend was, was Ihnen einfällt, und was sie vielleicht mitteilen möchten, wenn Sie an ältere Mitarbeiter in der Pflege denken?

Cl: Hm* Ich glaube, der Arbeitgeber sollte rechtzeitig Gespräche planen und die Mitarbeiter einladen, zur Information. Vielleicht dann, wenn die Mitarbeiter 62 Jahre alt sind. Dann ein Hinweis auf das Rentenalter und um zu hören, was sie brauchen.

S: Sr. C. vielen Dank! Danke dass sie bereit waren, an diesem Interview teilzunehmen.

www.ingramcontent.com/pod-product-compliance
Lightning Source LLC
La Vergne TN
LVHW102231300926
849160LV00006B/96
* 9 7 8 3 9 5 6 8 7 3 0 1 0 *